肿瘤 一本通 系列

总主编 臧远胜

肿瘤排查

一本通

主编

焦晓栋 | 臧远胜

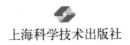

上海科学技术出版社

图书在版编目(CIP)数据

肿瘤排查一本通/焦晓栋，臧远胜主编. —上海：
上海科学技术出版社，2018.1
（肿瘤一本通系列/臧远胜总主编）
ISBN 978-7-5478-3726-9

Ⅰ.①肿…　Ⅱ.①焦…　②臧…　Ⅲ.①肿瘤—诊断
Ⅳ.①R730.4

中国版本图书馆CIP数据核字 (2017) 第249522号

肿瘤排查一本通
主编　焦晓栋　臧远胜

上海世纪出版(集团)有限公司
上海科学技术出版社　出版、发行
(上海钦州南路71号　邮政编码200235　www.sstp.cn)
苏州望电印刷有限公司印刷
开本700×1000　1/16　印张11.25
字数180千字
2018年1月第1版　2018年1月第1次印刷
ISBN 978-7-5478-3726-9/R·1463
定价：32.00元

本书如有缺页、错装或坏损等严重质量问题，请向工厂联系调换

内容提要

  恶性肿瘤已成为威胁我国居民健康的"头号杀手"，及早筛查肿瘤、提高肿瘤早期诊断率无疑是改善肿瘤治疗现状、避免肿瘤伤害最经济有效的手段。

  本书作为"肿瘤一本通系列"图书之一，由上海长征医院肿瘤科臧远胜主任组织编写。本书从读者的实际需求出发，从医生的视角，结合专业的知识和权威的数据，通俗易懂地介绍了肿瘤的基本知识、生长特点、常用的检查手段及筛查的重要意义，着重阐述了我国高发的十几种肿瘤的发病情况、易患人群、筛查手段及排查建议等。本书对提高民众和肿瘤高危人群及早排查肿瘤的意识和能力具有重要指导作用。

作者名单

总主编

臧远胜

主　编

焦晓栋　臧远胜

编　委

（以姓氏笔画为序）

千年松	王　湛	王　燕	王良哲	王妙苗	叶晨阳
冯　丹	朱冬青	刘安安	刘洪超	齐　峰	孙　莉
孙大志	杨　潜	吴　颖	陈丹磊	周文丽	柳　珂
秦文星	原凌燕	陶一峰	黄　罡	盛建国	游俊浩
解　婧	蔡　建	蔡　慧	薛　磊	戴维萍	

前　言

　　在我国，每分钟就有7人被确诊为恶性肿瘤，其危害不言而喻！避免和减轻肿瘤的危害是医者和患者的共同心愿。然而，在现实情况下，医者的努力与患者的追求之间存在一条天然的"鸿沟"。

　　在肿瘤防治领域，重治疗而轻预防的状况仍不容忽视。临床医生的主要工作和绝大多数精力都用在已罹患肿瘤患者的诊断和治疗上，重"主要治疗"而轻"次要治疗"，对手术、化疗的重视程度远高于化疗不良反应的预防控制和肿瘤患者的营养支持等。而患者的诉求与医者的追求也不完全一致，患者更希望了解的是正常人如何预防肿瘤、如何排查肿瘤、化疗过程中自己应该如何配合和观察不良反应、罹患肿瘤后如何改善营养……

　　只有将医者的努力与患者的追求完美结合起来，才是更有温度的医学关怀！无奈临床工作纷繁复杂，临床医生时间有限，无法在日常工作中向患者和家属一一解释上述问题，这让我们萌生了通过编写"肿瘤一本通系列"图书来弥补这一缺憾的想法。历经2年多的筹备、查阅资料、撰稿和修订，这套丛书终于问世了！

　　本丛书分别从肿瘤预防、肿瘤排查、肿瘤化疗和肿瘤营养四个方面，从老百姓的实际需要出发，用医生的视角，结合专业的知识和权威的数据，通俗易懂地阐述如何预防肿瘤、肿瘤高危人群如何排查肿瘤、罹患肿瘤的患者如何应对化疗的不良反应、如何做好化疗期间的营养支持等内容。

希望本丛书能够提高公众肿瘤预防、排查、治疗的意识和能力，降低肿瘤对个人、家庭和社会所带来的危害！

臧远胜

2017 年 10 月

目　录

基本知识

肠 癌

乳腺癌

食管癌

———————————— 73 ————————————

肝　癌

———————————— 81 ————————————

宫颈癌

91

胰腺癌

99

前列腺癌

133

胆囊癌

141

卵巢癌

149

恶性黑色素瘤

157

基本知识

"医生，我得肿瘤了，怎么办？"体检发现肿瘤标志物异常的患者如是说。

"医生，我得了这个肿瘤还能活多久？"体检发现肝脏血管瘤的患者如是说。

"医生，我不想做肿瘤检查，查到了也治不好，还不如快活一天是一天。"有肿瘤高危因素，医生建议详细排查的患者如是说。

在临床工作中，医生会碰到各种各样的患者，其实，并不是患者想法多，而是缺乏对肿瘤的基本认识和对肿瘤排查的重视，希望这部分内容能为提高民众对于肿瘤的认识尽绵薄之力。

1.什么是肿瘤

在开始本书的阅读之前,有必要向读者说明肿瘤的基本概念,因为目前无论是在日常生活中还是在科普读物中,甚至是在临床诊疗中,关于肿瘤的几个名词经常会给人带来困惑,例如"肺癌""肺部肿瘤""肺部恶性肿瘤""肺转移瘤""腺瘤"等。

从医学的角度,肿瘤其实是一个比较宽泛的概念,包括良性肿瘤和恶性肿瘤,而恶性肿瘤又可以进一步分为来自"上皮组织"的"癌"和来自"间叶组织"的"肉瘤"。这里的"上皮组织"可以简单地理解为人体的"外面"和"里面",外面就是皮肤,里面就是各种管道的表面,比如支气管、胃、肠、乳腺、胰腺等管道组织来源的统称为"癌"。而"间叶组织"是人体的"中间"部分,例如脂肪、骨、肌肉等相应部位原发的恶性肿瘤就称为"肉瘤"。这里比较特别的是来源于血液系统的恶性肿瘤,血液系统从广义上来讲属于间叶组织,所以从定义上来讲其来源的恶性肿瘤应该称为"肉瘤",但是实际上血液系统来源的恶性肿瘤的名称是"白血病""淋巴瘤"和"骨髓瘤",很少有人讲"淋巴肉瘤"。

一般而言,"某某瘤"往往是指良性肿瘤,例如"甲状腺瘤""纤维腺瘤""软骨瘤"等,但也有少数例外,最常见的就是"淋巴瘤"其实是来源于血液系统的恶性肿瘤。"某某癌"往往是指来源于"上皮组织"的恶性肿瘤,这一部分是目前最常见的恶性肿瘤,例如"肺癌""胃癌""肠癌""乳腺癌"等。"某某肉瘤"则是指来源于"间叶组织"的恶性肿瘤,例如"骨肉瘤""脂肪肉瘤"。由于"癌"特指组织来源为"上皮组织"的恶性肿瘤,所以充斥于各种非专业的报道中的"血癌""骨癌"都是不正确的说法。

在临床实际工作中,专业的医生都会严格按照恶性肿瘤的命名规则进行诊断。而在日常生活中,由于良性肿瘤的危害不大,很少需要积极的治疗,所以人们所说的"肿瘤"往往是指恶性肿瘤,例如大家所熟知的"肿瘤医院""肿瘤科"都是主要诊治恶性肿瘤的地方。本书《肿瘤排查一本通》也是主要针对恶性肿瘤而言的。

2.肿瘤是如何产生的

从哲学的角度,事物的发展变化无非内因和外因的作用,肿瘤的产生也不例外。人体是由40万亿～60万亿个平均直径在10～20 μm的细胞组成的,理论上某一个细胞的生长失去控制就会产生肿瘤。

除了成熟的红细胞和血小板外,每一个细胞都有一个细胞核,而这个细胞核内存储着DNA,可以说这些DNA是细胞活动的"中央控制系统",按照一定的程序发布指令,控制细胞的生长。如果这套系统本身有缺陷(遗传因素,内因),或者是这套系统受到了外界的干扰而不稳定(环境因素,外因),发生了错误,就可能会导致细胞的生长失控,变为肿瘤。

刚才所说的这个现象在人体中非常常见,所以有一种说法是每个人的体内都有肿瘤细胞,一点也不错。但是,进化了数百万年的人体当然没有这么不堪一击,在人体内还有一套专门系统来发现并清除"变坏"的自身细胞,这就是免疫系统。一般而言,人体的免疫系统会有一套机制来识别"好细胞"还是"坏细胞",一旦发现是"坏细胞",免疫系统就会将其杀灭。但是,如果变坏的细胞伪装得非常巧妙,自己的免疫系统无法识别,或者是自体的免疫系统出了问题,识别能力下降,就有可能漏掉变坏的肿瘤细胞,使其生长成了有临床意义的肿瘤。

总而言之,人体的遗传背景决定了是否容易患癌,在各种外因的作用下,例如感染、放射线、致癌化合物等的诱导下,可能会产生生长失去控制的细胞,而这些细胞逃脱了免疫系统的识别后,就成为具有临床意义的肿瘤。

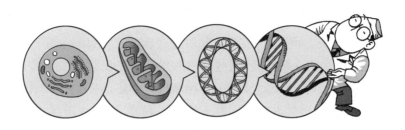

·DNA是体内细胞活动的控制系统·

3. 身体的任何部位都可以长肿瘤吗

大家知道,肿瘤是自身的细胞在新陈代谢、自我更新的过程中"程序"发生了错误,进而逃避了免疫系统的攻击而产生的,这样就很好理解,只要是存在新陈代谢,需要进行更新的组织都会产生肿瘤。

总体上来说,人体就是由许许多多个不断在新陈代谢的细胞所组成的,而这些细胞中,大多数都是需要更新的,所以肿瘤可以发生于大多数的人体组织。只有极少数的人体细胞为"不可再生"的,理论上这些细胞所存在的部位就不会生长出肿瘤细胞,例如心肌细胞和神经细胞很少更新,所以原发于心肌的肿瘤非常罕见。

除此之外,人体还有一些不存在细胞的"器官",例如牙齿、头发、指甲都是这样的"附属物",这些部位也不会自己长出肿瘤来。

所以说,人体的任何部位都会长肿瘤的说法"基本正确",也正因为如此,肿瘤的排查也是一个相对复杂的问题。

4. 最常见的肿瘤有哪些

总体上来说,肿瘤是一个年龄相关的疾病,随着生活水平和医疗水平的提高,无论是全球还是中国的人均寿命都在逐渐延长,随之而来的就是肿瘤的发病率不断升高。除了与年龄相关之外,肿瘤的类型与人种、地域、生活水平等因素都密切相关。因此,不同国家、地区之间常见的肿瘤谱不相同,同一国家或地区的不同时间段的常见肿瘤不相同,不同年龄段的人群的常见肿瘤也不相同。

从生活水平的角度来看,在经济欠发达地区与感染、食物霉变等因素相关的肿瘤相对多见。例如肝癌、胃癌等肿瘤在我国的发病率远高于欧美。同时,随着生活水平的逐渐提高,这些肿瘤的发病率在我国也在逐渐下降。在经济发达地区与肥胖、缺乏运动相关的肿瘤相对多见。例如肠癌、乳腺癌、前列腺癌等肿瘤在欧美的发病率远高于中国。同样,随着中国经济的快速发展,尤其是在上海、北京等国际化大都市里,这些肿瘤的发病率也是呈逐年升高的态势。

2016年在全球癌症顶级杂志发表了中国国家癌症中心公布的统计数据,2015年中国恶性肿瘤发病率排名依次为:肺癌、胃癌、食管癌、肝癌、肠癌、乳腺癌、其他部位及非特异性癌症、脑癌、宫颈癌、胰腺癌、甲状腺癌、淋巴瘤、膀胱癌、白血病、肾癌、子宫内膜癌、鼻咽癌、前列腺癌、胆囊癌、卵巢癌、唇癌、口腔癌、咽癌、骨癌、喉癌、其他胸部器官癌、皮肤黑色素瘤、睾丸癌,共28种。这是目前我国肿瘤发病情况的最权威数据。

不难看出,肺癌、胃癌、食管癌、肝癌、肠癌和乳腺癌是我国目前最常见的恶性肿瘤。无论是肿瘤的预防还是排查,都应该重视这几种最常见的肿瘤。

5.肿瘤让人"望而生畏"的原因是什么

虽然医学科学在不断地发展进步,人们的医疗意识也越来越强,但是肿瘤仍然是导致居民死亡的首位病因,并且短期内攻克肿瘤的目标很难达成。不但让患者"望而生畏",有时甚至医生也只能"望之兴叹"。

首先,肿瘤的起病非常隐匿,早期可能不会引起任何的不适,甚至部分患者到了晚期都不会有明显的临床表现,这对于疾病的早期诊断非常不利。而众所周知,多数肿瘤在早期是能够通过手术、放疗和化疗等综合治疗手段完全治愈的;一旦肿瘤到了晚期,就无法通过手术根治了,只能通过化疗、放疗等手段控制病情,预后大打折扣。

更让人惋惜的是,由于百姓对于肿瘤的认识不够,许多可能是肿瘤所引起的症状没有得到足够的重视,导致了本来可以早期发现并治愈的肿瘤进展到了晚期。例如许多胃癌的患者很早就表现出了反复上腹部疼痛的症状,但是不够警觉,没有及时接受胃镜检查,延误了病情。

除此之外,同样是由于百姓或者是医生的认识不足,许多应该接受肿瘤筛查的肿瘤"高危人群"并未接受标准的肿瘤排查,而遗漏了本能早期发现的肿瘤。例如许多长期吸烟的老年人从未接受过胸部CT检查,而一旦出现症状就诊断为晚期肺癌;更有甚者,因惧怕胸部CT的辐射而仅接受了胸片检查,遗漏了本能通过CT早期发现的肿瘤;还有家族中已经有多个年轻肠癌患者的人并不知晓应该早期接受肠镜检查,甚至进行相关致病基因的检测,再度成为肠癌的下一个"猎物"……

一句话,治愈肿瘤的关键在于早期发现,只要我们提高警惕,正确预防,科学排查,就能够筑起一道拒肿瘤于身体之外的"万里长城"。

6."肿瘤标志物"是什么,常见的肿瘤标志物有哪些

顾名思义,肿瘤标志物就是与肿瘤相关的一些客观指标。肿瘤在发生和

发展的过程中会产生一些正常情况下不会产生或很少产生的物质，这些物质在患者的血液、体液甚至是排出物中反映出来，医生通过相应的手段将其鉴别出来，运用于原发肿瘤的发现、肿瘤高危人群的筛查、良性和恶性肿瘤的鉴别诊断、肿瘤发展程度的判断、肿瘤治疗效果的观察和评价以及肿瘤复发和预后的预测等。

常见的肿瘤标志物有甲胎蛋白（AFP）、癌胚抗原（CEA）、糖类抗原19-9（CA19-9）、糖类抗原125（CA125）、糖类抗原15-3（CA15-3）、糖类抗原72-4（CA72-4）、细胞角蛋白19（CYFRA21-1）、鳞状上皮细胞癌抗原（SCC）、神经特异性烯醇酶（NSE）、前列腺特异性抗原（PSA）等。

AFP是临床医生认为比较理想的肿瘤标志物，因为AFP比较敏感，在80%左右的原发性肝癌中会出现异常增高，而且相对特异，除了原发性肝癌之外，其他肿瘤中很少出现异常升高。但是在正常妊娠期妇女、肝细胞再生旺盛和少数生殖系统来源的恶性肿瘤中会有一定比例的升高。

CEA是相对"广谱"的肿瘤标志物，在肺癌、胃癌、肠癌、乳腺癌等常见的瘤种中均可升高。同时CEA在良性疾病中升高的比例不高，所以临床上往往发现CEA升高的时候医生会比较警惕，对患者进行详细的排查。

糖类抗原是一大类肿瘤标志物，不同的糖类抗原与不同的瘤种相关。总体上来看糖类抗原不如上面所说的两个肿瘤标志物"好用"。首先是很多良性疾病可能会出现糖类抗原的异常升高，而且某些情况下升高的幅度也比较大，例如在胆囊结石、胆道梗阻等胆道系统良性疾病中CA19-9会明显升高；在结核、感染、腹水等患者中CA125会明显升高。因此，临床上在发现糖类抗原升高时多需要根据其他临床发现综合分析其升高的意义。

CYFRA21-1是上皮来源的肿瘤所分泌的一种蛋白质，主要在非小细胞肺癌中升高，尤其是肺鳞癌中升高比较明显。SCC是鳞癌相对特异的肿瘤标志物，可以在食管、肺和子宫颈等部位的鳞癌中升高。NSE是神经内分泌肿瘤的标志物，当NSE升高时往往提示神经内分泌肿瘤或者是肿瘤中合并神经内分泌分化。但需要说明的情况是当所检测的血样出现溶血的时候，NSE可能会出现异常的升高。PSA在前列腺癌中是一个比较特异的指标，其升高与前列腺癌关系密切，但在导尿、前列腺穿刺等检查后可能会有一过性的升高。

以上是对常见肿瘤标志物的简单介绍，在肿瘤排查过程中是否需要做肿瘤标志物的检查呢？笔者想答案是肯定的，因为这些检查非常方便，仅仅是抽一管血而已。但是在排查过程中发现某些指标异常升高时还需要结合患者的具体情况进行分析,切不可惊慌失措,草木皆兵。

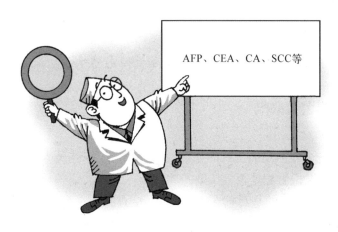

AFP、CEA、CA、SCC等

·肿瘤标志物与肿瘤并非绝对相关·

7.肿瘤标志物升高一定是肿瘤吗

在临床工作中,经常碰到有患者或者家属惊慌失措地拿着一张肿瘤标志物异常的报告来找医生,说:"医生,癌指标高了,怎么治疗,还有救吗?"这里要告诉大家的是,肿瘤标志物升高并不意味着得肿瘤了!

首先,任何检验结果都可能出现误差。例如我们之前所说的当标本发生溶血的时候,NSE就会有轻度的升高,此时用升高的NSE来提示肿瘤显然是不合时宜的。

其次,许多良性疾病会导致部分肿瘤标志物升高。例如在病毒性肝炎导致肝细胞破坏,有肝细胞再生的时候AFP会有一定程度的升高;女性妊娠时AFP也会有升高,不能简单地认为AFP升高就是肿瘤所导致的。更多见的是某些糖类抗原的升高。例如CA125可以在胸水、腹水等良性疾病的患者中出现一定比例的升高;CA19-9可以在肝胆系统良性疾病中升高,甚至在部分人中升高的幅度较大;CA72-4也可以在消化系统的良性疾病中升高。

不仅肿瘤标志物的升高不能作为肿瘤确诊的依据,而且肿瘤标志物正常也不能作为排除肿瘤的依据。在很多情况下,明确诊断肿瘤的患者也可以不出现任何肿瘤标志物的异常。最常见的是在各种"肉瘤"的患者中，没有很好的肿瘤标志物来提示肿瘤的发生或发展。

总之，肿瘤的诊断必须是依赖于患者自身的感觉、客观的影像学检查和血液学检查得到的综合的判断结果，多数情况下需要通过手术或者是各种穿刺活检得到病理才能够最后明确。

肿瘤标志物升高不一定是肿瘤哦，请专科医生帮您判断吧！

8. 肿瘤会传染吗

肿瘤是一个让人望而生畏的疾病，担心肿瘤"传染"是人之常情，这里需要向各位详细说说肿瘤是否会传染。

首先，必须明确的是目前在人类当中，没有肿瘤在个体之间直接传染的证据。这是学术一些的说法，直接的说法就是人类的肿瘤不会传染。

为什么呢？我们知道，人体有高度精密的免疫系统，其主要功能就是清除"自体"的异常细胞和"异体"的细胞，其他个体的肿瘤细胞作为"异体"的细胞，即使碰巧以存活的状态进入了身体，也会被免疫系统所发现并清除。

可能有人会问，目前医学界各种"移植"不就是利用其他个体的器官（肝、肾等）或者是细胞（造血干细胞）来治疗疾病的吗，这些器官为何能够存活？这里要告诉大家的是，在器官移植的时候，需要进行严格的"配型"，减少不同个体之间的免疫反应，除此之外还需要加用免疫抑制剂来减轻对移植器官的排斥反应。

还有人可能会问，如果是自身的免疫系统出了问题，功能低下的时候会不会不能识别其他个体的肿瘤细胞，被传染呢？例如我们知道艾滋病患者的免疫功能非常低下，会不会传染癌症呢？应该说目前在学术界还没有发现类似的现象，在人体中人为地利用肿瘤细胞观察是否会传染也是不伦理和不道德的，所以严谨的说法是"没有肿瘤在个体之间直接传染的证据"。

为何要说是在人类之中呢？因为在动物界是存在不同个体之间传播的肿瘤的。脊柱动物中有通过性接触传播的"犬传播性性病肿瘤"和撕咬传播的"袋獾面部肿瘤病"。2015年，著名的 *Cell* 杂志又发表了一篇文章，证实在软壳蛤中白血病可以在不同的个体之间传播，成为动物界中发现的第三种可以传染的肿瘤。

　　需要说明的是这里所谈的"传染"是指肿瘤细胞直接的传播,而某些肿瘤是和病毒感染密切相关的,而病毒是可以在不同个体间传播的,可以说肿瘤不会传染,而肿瘤的致病因子会传染。

9. 肿瘤会"遗传"吗

　　我们身体里的每一个细胞含有父母双方的遗传基因,因此如果肿瘤与基因有关,就可以遗传。肿瘤与基因有关吗? 答案是肯定的,也就是说,肿瘤会遗传!

　　肿瘤本质上是一种"基因病",正常的细胞在外界因素的刺激下,其调控细胞生长的基因出现了变化,导致细胞的生长失去控制,变成了肿瘤细胞。正常的细胞恶变的过程中,基因本身对于外界刺激的敏感性和外界刺激的强弱、多少均与肿瘤的发病有关。

　　但是,肿瘤并不是"遗传病"。广义上,遗传病是指完全或者部分由遗传因素决定的疾病。完全由遗传因素决定的疾病如血友病、先天愚型、多指(趾)畸形、先天性聋哑等,往往出生后就发病。而部分由遗传决定的疾病往往是所遗传的基因对于某种疾病有"易感性",在一定外因的刺激下较其他人

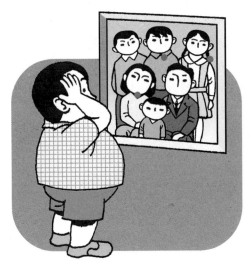

·肿瘤具有一定的家庭聚集性·

更容易患病，而非一定患病。肿瘤就是这种情况。对于后者，临床上往往并不称之为遗传病，而是称之为"家族聚集性"或者"临床易感性"。

例如，胃癌患者有明显的家族聚集性。调查发现，胃癌患者的一级亲属（即父母和亲兄弟姐妹）得胃癌的危险性比一般人群平均高出3倍。比较著名的如拿破仑家族，他的祖父、父亲以及三个妹妹都因胃癌去世，整个家族包括他本人在内共有7人患了胃癌。

综上所述，肿瘤并非狭义上的"遗传病"，父母亲患病并不会一定遗传到子女，不必过分担心。不过，肿瘤具有一定的家族聚集性是不争的事实，其中遗传基因的易感性是重要的原因。因此家族中有肿瘤患者的人群需要提高警惕，加强监测，做好有效的肿瘤排查。

10. 血液可以查"肿瘤细胞"吗

经常在门诊遇到患者说："医生，我的血里查到肿瘤细胞了，怎么办？"早些年医生会笑笑告诉他："你弄错了，血液里是查不到肿瘤细胞的，你在血里查的是肿瘤标志物。"现在医生可能会跟他说："把报告单拿给我看看。"

细心的读者会问："也就是血液里可以查到肿瘤细胞了？"的确是的。近些年随着技术的进步，新出现了一种在血液中寻找肿瘤细胞的方法，叫作"循环血肿瘤细胞检测（circulating tumor cells, CTCs）"。我们知道正常人的血液中有很多红细胞、白细胞、血小板等成分，在肿瘤患者中，肿瘤细胞也可能从原本生长的部位"跑"出来，混迹在血液细胞的海洋中。但是肿瘤细胞与血液中细胞的物理特性和生物学特性是不一样的，科学家们就巧妙地利用肿瘤细胞的这些特性，使用正向的方法（利用免疫磁珠吸附），或者负向的方法（将非肿瘤细胞溶解）将肿瘤细胞从外周血中分离出来，这种方法就叫作循环血肿瘤细胞检测。

目前，循环血肿瘤细胞已经在部分肿瘤中得到了广泛的验证，用于术后复发风险的判断、化疗的疗效监测等方面，并得到了美国食品药品管理局（FDA）的批准。我国的食品药品监督管理局（SFDA）也于2012年批准了这项技术在临床的应用。

由于循环血肿瘤细胞监测相对方便，可以反复进行检测，是一种"实时"的检查方法，随着精准医学和测序技术的进步，在未来会有更加广阔的应用前景。但是,需要指出的是循环血肿瘤细胞目前尚无法用于肿瘤的诊断,同时价格相对昂贵(每次检测5 000元左右),临床上的数据积累得还不够多,因此,需要在临床上有选择地谨慎应用。

11. 肿瘤是老年人的"专利"吗

可能大家或多或少地听说过,肿瘤是一个"老年病",一点也不错,肿瘤的确是在老年人中高发的疾病。

从肿瘤发病的原理上来说,肿瘤是在细胞不断自我更新的时候"程序"出错导致的,也就是说更新的次数越多这种"程序"出错的机会越多;肿瘤在发生的过程中有各种"外因"的影响,年龄越大,接触各种致癌的"外因"的机会越多。

从目前肿瘤发病的统计学数据上来看,同样印证了肿瘤是"老年病"的说法。2011年我国权威的肿瘤发病统计数据显示,肿瘤的发病率在0～39岁段处于较低水平,在40岁以后开始快速升高,在80岁以上的年龄组到达高峰水平。

以上的"理论"和统计数据能够给我们带来的提示是肿瘤是随年龄的增长而发病率逐渐增高的疾病,因此,年龄越大越需要重视肿瘤的排查。但是,这绝不是说肿瘤仅仅是老年人的"专利"。

一方面,目前世界卫生组织对"老年"的定义是65岁以上的人群,而我们刚才也看到了我国的肿瘤发病率在40岁以上人群中就开始快速升高,从这个角度讲,40岁以上的这部分"中年"人群也是肿瘤的好发人群,需要重视。而且从社会学的角度,中年人是家庭和社会的中流砥柱,一旦身体出现问题会给家庭和社会带来更多的损失,更应该重视肿瘤的排查问题。

另一方面,年轻的肿瘤患者一点也不罕见,我们在临床工作中,常常碰到20岁出头的晚期肿瘤患者。当然,这些患者本身可能存在基因方面的缺陷,但更为重要的是在传统观念上,无论是患者还是医生都认为年轻人得肿瘤是一个"小概率事件",而忽视了早已表现出来的肿瘤相关的症状,错过了早期发现并治愈肿瘤的机会。

因此,肿瘤虽然是个老年病,但一定不是老年人的专利,年轻人群也需要重视肿瘤的症状和进行合理的排查!

12. 体检对肿瘤有意义吗

在冯小刚的贺岁片《非诚勿扰2》中有一句台词让很多人印象深刻，孙红雷扮演的李香山在得了恶性黑色素瘤后说"哥得的不是病，是命"，然后很快去世。与此相似的是，在现实生活中，很多人明知家族中多人患癌症，但自己却从不去体检，认为"得不得病是命，体检没用"！

的确，是否患肿瘤与体检毫无关系，但这并不能否认体检在肿瘤中的重要意义。目前医学界明确的观点是：绝大多数晚期肿瘤无法治愈，而早期肿瘤基本都可以治愈。因此，肿瘤发现的早晚就决定了治疗效果的好坏。从这个角度讲，体检对肿瘤的重要意义就在于早期发现。

这里还想提醒大家的是，健康体检并不等于肿瘤排查。我们知道，健康体检是"套餐式"的，每个人做的项目差不多，主要针对高血压、糖尿病等慢性疾病，肝炎等传染性疾病，当然，也涵盖了肿瘤标志物等肿瘤的项目。但是，肿瘤的发病是与性别、年龄、家族史、生活习惯、症状等密切相关的疾病，甚至在部分人群中还建议进行相关致病基因的检测，因此，"套餐式"的体检并不能够用于肿瘤排查。此外，部分非肿瘤专科的医生并不知晓合理应用现有的检查方法进行肿瘤排查的道理，临床上经常碰到使用胸片筛查肺癌的患者。为此，上海长征医院肿瘤科在2015年度率先开展了"肿瘤排查门诊"，专门为有相应需求的人群制订合理的肿瘤排查方案。

因此，体检对肿瘤的早期诊断意义非凡，如果要进行肿瘤的排查，则肿瘤专科医生的介入更为合理。

13. PET-CT是排查肿瘤的"万能利器"吗

PET-CT是英文positron emission tomography的缩写，作为一种比较高端的检查手段，在肿瘤的检出方面有着其余检查手段无可比拟的优势，即"形态"与"功能"的融合。

所谓的"形态"就是指通过CT、MRI、B超等检查手段所反映出的肿瘤病灶的特点。比如说肺癌在CT上会表现为肺野内异常的占位，我们可以通过CT看到占位的大小、形状、边界、与周围器官的关系等，通过造影剂的增强可能观察到病灶的血液供应是否丰富，但是无法通过普通的检查知晓肿瘤代谢的情况。

而"功能"就是通过放射性核素，反映出肿瘤内部代谢的活跃程度，理论上肿瘤组织的代谢比正常组织活跃，通过一个影像学上称作"SUV"值的参数，就可以反映组织内部代谢的活跃程度，一般而言，在一定的范围内，SUV越高，肿瘤的可能性越大。

PET-CT就是将CT影像和放射性核素影像进行"融合"的机器，借此来反映肿瘤的形态和功能特征，有助于肿瘤的检出和性质判断。

那么问题来了，既然PET-CT有其他检查无可比拟的优势，是否能够把它作为排查肿瘤的"万能利器"呢？答案是否定的。

首先，PET-CT也有"盲区"，例如对于胃肠道等空腔脏器内产生的肿瘤，PET-CT并不能够良好地显影；对于大脑内的肿瘤和肝脏的肿瘤，由于本身大脑和肝脏的代谢比较旺盛，"本底"很强，也不能很好地显示肿瘤的特征。

其次，PET-CT也有缺点，最让人熟知的莫过于这项检查所带来的辐射，理论上每次PET-CT检查所带来的辐射大概相当于10～30 mSv（放射剂量单位），相当于正常人在天然环境下接受10～30年的天然辐射。在国内外大型的PET-CT中心对于健康人群体检的数据显示，恶性肿瘤的检出率为1%～3%，并没有明显地高于普通的CT检查，因此，我们说PET-CT并不是检查肿瘤的"万能利器"，并且还会带来一定的辐射风险，不加选择地在体检人群中应用显然不合时宜。

14. 有没有排查肿瘤的"万能法"

既然PET-CT不能作为肿瘤排查的"万能利器"，那么是否有其他方法能够有效地检出肿瘤，成为肿瘤排查的"万能法"呢？其实这一直也是我们医学界努力的方向，但可惜的是到目前为止，尚无理想的单一肿瘤排查的方法。

为了早期检出肿瘤，医学界做了相当多的努力，通过各种方法希望能够早期发现肿瘤。最开始大家寄予厚望的是肿瘤标志物，希望通过探查肿瘤所表达出的异常蛋白质来早期发现它，但可惜的是肿瘤并不稳定地表达同一种异常蛋白质，即使表达了也可能因为量太少而不易被探及，同时非肿瘤性疾病也可能表达相似的物质，造成肿瘤标志物无论是敏感性还是特异性都不够理想,无法"一招击破"肿瘤探查。

在相应部位的肿瘤检出方面,无论是医生还是患者都对影像学检查抱有很大希望。的确,对于特定部位的肿瘤,比如说肺癌的早期发现方面,胸部CT有着其余检查无法比拟的优势,再比如颅内肿瘤性病变可以通过MRI很好地显影。但是影像学检查能够看到形态,却不能定性,也就是说影像学检查认为是肿瘤的病灶可能通过手术切除后病理提示是炎症,也可能影像学认为是良性的病灶过了一段时间后出现了远处转移,其实是一个恶性肿瘤。所以影像学检查,包括PET–CT,甚至是后续的PET–MRI也不是肿瘤排查的万能方法。

随着技术的进步,近些年来涌现出了各种"高大上"的检查方法,例如前面提到的"循环血肿瘤细胞(CTCs)",还有"循环血肿瘤DNA""全基因组测序""全外显子测序"等,价格不菲,动辄需要数万元的检查费用。但是目前大家所公认的是这些新兴的方法还不能用于肿瘤的诊断,而在肿瘤的排查方面还有很漫长的路要走。

15. 有没有肿瘤的"特异性症状"

既然没有排查肿瘤的特异方法,是否有肿瘤的"特异"症状呢?出现这些症状就赶紧去医院做检查发现肿瘤,然后早期治愈呢?遗憾的是,肿瘤千变万化,纷繁复杂,无法找到肿瘤的"特异性症状"。

首先,相同的肿瘤可以出现完全不同的症状。我们说,无论是什么部位的肿瘤,其主要的临床表现都可以归纳为三点,第一点是原发病灶所表现出的症状。比如说胃癌的胃部表现可能是吃不下饭,也可能是胃痛,还有可能直接就表现为胃出血。再比如说肺癌在肺部可能没有任何症状,也可能表现为反复发热、咳嗽,还可能阻塞肺叶引起呼吸困难。第二点是转移病灶表现出的症状,由于转移的部位各不相同,当然临床表现各异。例如脑转移可能表现为头痛、呕吐,骨转移表现为局部疼痛,腹腔转移引起腹水。第三点是肿瘤分泌的物质导致的远隔部位症状,我们通常叫作"副瘤综合征",比如说肺癌可能导致部分患者出现肥大性骨关节炎、皮肌炎等表现。可以看到,相同的肿瘤可以表现为完全不同的症状;反过来说,不同的肿瘤也可以表现为相同的症状。例如无论是肝癌胸腔转移,还是乳腺癌胸腔转移,都能够引起呼吸困难。从这个角度来说,肿瘤的症状没有特异性。

其次,肿瘤所表现出来的症状并非肿瘤特有,在非肿瘤的疾病中也可以表现出来。刚才提到的咳嗽、发热、头痛、呕吐、胸闷等也可以是肺炎、感冒、慢性支气管的表现。

所以,肿瘤并没有特异性的症状,因此肿瘤的排查需要多一些的知识,高一点的警惕性,最重要的是专业医生的帮助。

16. 网上咨询能够排查肿瘤吗

随着人类生活方式的改变,"互联网"已经是我们生活的一部分,中国目前智能手机用户已经超过了6亿人,人们越来越习惯于用互联网解决生活的各种需要。打车用"滴滴""优步",吃饭用"饿了吗""美团",买东西用"淘宝""京东"……

在医疗领域,也涌现出了诸多的互联网领域的探索和实践者,例如大家熟知的"好大夫""春雨医生"等,在电脑或手机网络上,有很多专业的医生"在线答疑",回答许多患者的问题,的确非常便捷。那么,问题来了,在网上进行类似的咨询是否能够排查肿瘤呢?笔者的回答是:绝对不能!理由有二。

第一,在网上进行"咨询"并不一定能够准确地表述个体的实际状况。大家都知道,这种咨询大多以文字的形式"一问一答",很难做到实时回复,而对于非医疗专业的普通人,想要一次性准确地表达出个体的问题并非易事。此外,很多情况下医生需要通过体格检查来帮助进行判断,网上咨询无论如何也反映不出医生用听诊器听到的声音和医生用手摸到的感觉。

第二,网上咨询无法替代医院的客观检查。我们之前也反复提到因为肿瘤很可能没有任何症状,很多情况下需要按照肿瘤的类型安排相应的检查方法进行肿瘤的排查。例如对肺癌的高危人群进行胸部CT检查,对肝癌的高危人群进行肝脏超声检查和AFP的检查。这些是无法在网上咨询中实现的。

基于以上原因,笔者的观点是网上咨询不能够替代医生面对面的问诊、查体和医院客观的检查,在肿瘤的排查中是这样,在其他疾病的诊断和治疗中也是类似的,这也正是著名的好大夫网站在显眼的位置标明"好大夫在线是医患沟通平台,医生根据患者自述病情所发表的言论仅供参考,不能作为

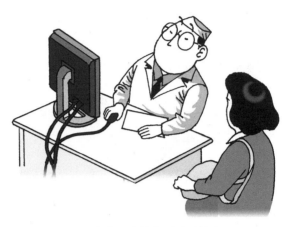

·网上咨询无法替代面对面就诊·

诊断和治疗的直接依据"的原因。

17. 肿瘤"嫌贫爱富"吗

由于发达国家的肿瘤发生率要高于发展中国家,有一种说法是肿瘤"嫌贫爱富","富人"经常大鱼大肉,又缺乏运动,故容易发生肿瘤,而体力劳动者得肿瘤的机会就比较少,真实情况是这样吗?

从专业的肿瘤科医生的角度来看,发达国家肿瘤发病率高于发展中国家有两个主要的因素。第一个因素是年龄。因为肿瘤是一个年龄相关的疾病,年龄越大,肿瘤的发生率就越高,而发达国家人均预期寿命较发展中国家长,因此造成了发达国家肿瘤的发生率高于发展中国家的这一客观情况。第二个因素是医疗条件,我们知道,肿瘤的诊断依赖的是先进的影像学检查方法和精确的病理诊断,除此之外,当一个患者诊断肿瘤后国家是否知道还有赖于完善的肿瘤登记和传报系统。毋庸置疑,无论是在肿瘤的诊断上还是在诊断肿瘤后的传报上,发达国家均好于发展中国家,这也是发达国家所统计出的肿瘤发生率高于发展中国家的重要因素。

单纯从肿瘤发病的角度,其实肿瘤是有"穷癌"和"富癌"之分的。所谓的"穷癌"就是在经济和医疗水平欠发达的地区发病率比较高的肿瘤,例如肝癌与乙肝病毒感染密切相关,在中国的发病率要远高于欧美,是比较典型的"穷癌";所谓的"富癌"就是在经济和医疗水平较发达的地区发病率比较高的肿瘤,例如肠癌和乳腺癌都与进食过多的脂肪类食物和缺乏运动相关,在欧美的发生率要高于中国,是比较典型的"富癌"。不过,随着中国经济的高速发展,中国的几个比较发达的城市中,肿瘤的发病谱也越来越接近欧美,呈现出"富癌"在逐年增多,"穷癌"在逐年减少的趋势。

18."我"需要排查哪些肿瘤

这是本书的核心问题,通过本书的阅读,就是想告诉读者肿瘤排查的重要性,让大家有肿瘤排查的意识;告诉大家常见肿瘤有哪些,可能会出现哪些症状,可能与哪些因素相关。最后让大家明白自己是否需要排查肿瘤以及重点排查哪些方面的肿瘤。具体瘤种的知识在各章的分论中体现,这里仅做一概述。

做肿瘤的排查,首先需要准确把握一个人先天的特征,包括性别、年龄和直系亲属患肿瘤的情况。例如对于男性,常规排查乳腺癌的意义不大,而对于女性则排查前列腺癌毫无意义;对于35岁以下的人群,没有症状或特殊情况可以不常规进行肿瘤的排查,而对于超过40岁以上的人群,肿瘤的排查要作为体检的重要项目;对于家族中有多位年轻肠癌患者的人群,首次肠镜检查的年龄要早于一般人群;对于有家族性遗传性腺瘤病的人群甚至建议早期行肠道预防性切除。这些特征其实主要是根据个体所表现出的肿瘤易感性确定肿瘤排查的项目和内容。

除了先天因素之外,后天的环境因素也需要考虑在内。例如对于吸烟超过400年支的人群,肺癌的筛查尤为重要;对于职业中接触石棉的人群,需要警惕胸膜间皮瘤等恶性疾病;对于有肝炎病毒感染的人群,肝癌的排查一定要规范。

最后,还需要考虑患者的症状和客观检查的异常。例如对于不明原因消瘦,反复出现腹部不适的人群,消化道肿瘤的排查非常有必要;而对于不明原因出现缺铁性贫血的男性,也需要进行胃肠镜检查以明确是否存在消化道肿瘤性溃疡引起的出血;对于有肿瘤标志物异常升高的人群,需要结合患者的客观症状和其余检查结果综合判断,"量体裁衣"地制订有针对性的肿瘤排查方案。

肺　癌

　　肺癌是恶性肿瘤中发病率最高的肿瘤，也是非常容易通过筛查而早期发现的肿瘤，早期发现并通过手术切除的患者，5年生存率接近100%，而一旦肺癌进展到了晚期，即使接受最先进的靶向治疗或者免疫治疗，也无法根治。因此，肺癌的排查意义重大！

　　问题是哪些人需要排查？通过什么方法进行排查？什么情况下需要特别警惕肺癌的可能？

　　随着胸部CT应用的增多，肺部磨玻璃结节的发现率逐年升高，肺部磨玻璃结节是肺癌吗？发现了应该怎么办？读完这部分内容后，相信您会得到明确的答案。

19. 肺癌是什么

肺癌在医学上特指起源于支气管上皮的恶性肿瘤。这里有两个"关键词",第一是"起源于支气管上皮",也就是说肺癌必须是一开始就从肺部生长的,先长在其他的部位(例如肝、胃、肠等部位)的肿瘤转移到肺部以后不能称之为"肺癌",而要称为"转移性肺癌"。第二个关键词是"恶性肿瘤",肺部的良性肿瘤,如肺纤维瘤、肺错构瘤、肺内畸胎瘤、肺透明细胞瘤等,虽然也常表现为肺部的肿块,但不属于本书中所讨论的"肺癌"。在所有肺部的恶性肿瘤中,肺癌占95%～98%,其他肺部恶性肿瘤,如肺恶性淋巴瘤、肺恶性纤维组织细胞瘤、肺纤维肉瘤、肺平滑肌肉瘤、肺癌肉瘤、肺血管源性肿瘤、肺母细胞瘤、肺横纹肌肉瘤、肺黏液肉瘤、肺黑色素瘤、肺恶性神经鞘瘤等,均相对少见。

在临床上,一般以形成肺癌组织的癌细胞的病理特征来区分肺癌的类型,可以分为非小细胞肺癌和小细胞肺癌,前者又包括肺腺癌、肺鳞癌、大细胞肺癌等。非小细胞肺癌和小细胞肺癌两者相比较,在生物学特点、诊断指标、分期方法、治疗方案等诸多方面都是有很大不同的。

另外,根据肺癌病灶生长的部位,可以分为"中央型"肺癌和"周围型"肺癌。前者是指生长于"段或者段以上"的较为粗大的支气管,后者是指生长于"段以下"的较为细小的支气管。通俗地说,"中央型"肺癌生长于更靠近人体的中线,而"周围型"肺癌生长于离人体中线较远的位置。

一般而言,肺鳞癌和小细胞肺癌大多是"中央型",肺腺癌和大细胞肺癌大多是"周围型"。然而,这也不是绝对的,理论上,每种病理类型的肺癌都可以生长于支气管、肺组织的任何部位上。

20. 肺癌有哪些症状

肺癌的临床症状大体上可以分为三类。

第一类是局部挤压、浸润引发的症状,如果肺癌病灶刺激器官黏膜或者引发血管破裂可以导致刺激性咳嗽、痰中带血;病灶阻塞气管可以导致反复发作同一部位感染;病灶侵犯周围组织可以引起局部疼痛。

第二类是远处转移引发的症状。依据转移的部位不同,症状可以千变万化。肺癌最常见的转移部位是纵隔淋巴结、肾上腺、骨、脑等部位。骨转移可以引发转移局部的疼痛,甚至可能出现病理性骨折;脑转移可以出现头痛、恶心、呕吐等症状。

第三类是远隔部位的症状,即所谓的"副癌综合征"或"癌旁综合征"。当肿瘤分泌一些类激素的物质,可以通过血液循环到达远离病灶的部位,从而引发全身或者局部的不适症状。例如高血压、皮肌炎、骨关节不适等。

上面所说的是肺癌可能引发的症状,其中相当部分是肺癌发展到了一定阶段时才会出现的。对于肺癌的早期排查而言,帮助意义有限。这里,更需要提醒的是早期肺癌不会有任何的症状,因此,切莫自我感觉良好而忽视了针对肺癌的排查。

21. 哪些人容易患肺癌

容易患肺癌的人群在医学上称之为"高危人群",对于高危人群而言,需要提高警惕,加大筛查的力度,以免遗漏早期的肺癌。这里和大家一起梳理一下哪些人是肺癌的"高危人群"。

第一,长期吸烟的人群。医学上,我们有一种计算方法叫作"年支",即每天吸烟的支数 × 吸烟的年数。例如一个人每天平均吸 1 包烟 (20 支烟),一共吸烟 20 年,那么这个人吸烟的年支数即为 20 × 20=400 (年支)。吸烟超过 400 年支的人,就属于肺癌的高危人群。

第二,老年人群。我们说肿瘤是一种"老年病",随着年龄的增长,各个器官出现肿瘤性病变的概率都有所增加,其中也包括肺癌。

第三,有肺癌家族史的人群。虽然肺癌不是一种遗传病,但家族中有多人患病的情况下个体肺癌的发病率较普通人群是有所提高的。研究表明,由于基因遗传的关系,可能会遗传继承某些突变基因,会导致肺癌发生的危险性升高,肺癌患者的一级亲属患肺癌或其他肿瘤的危险性较普通人要高 2 ～ 3 倍,即如果父母或亲兄妹得了肺癌,则患肺癌的可能性会增大。从这个角度来说,直系亲属患肺癌的人需要提高肺癌的警惕性。

第四,患肺部慢性疾病的人群。例如慢性支气管炎、慢性阻塞性肺病、肺结核、间质性肺病、硅沉着病 (矽肺)、尘肺病等患者,在反复慢性炎症破坏和瘢痕修复的情况下,发生肺癌的概率比肺部健康者发生肺癌的概率有一定程度的增多。

第五，有职业暴露史的人群。职业上接触致癌物，例如石棉、氡、镍、铬、砷化物、二氯甲醚、铬化合物、镍化合物、煤烟、焦油、石油中的多环芳烃、矿井空气中污染的放射性物质。

22. 肺癌会遗传吗

临床上常常有患者或家属会问到这样的问题，这也是很多肺癌患者和家属都十分关心的问题。要了解肺癌是否遗传，首先必须从肺癌的发病机制讲起。

目前在医学上，肺癌确切的发病原因还不是非常清楚，但可以确定的是，肺癌的发生与环境 (外因) 和基因 (内因) 相关。

我们知道，环境因素是不会有遗传的，这点不必担心。而基因可以遗传，这就导致了肺癌的发病与遗传相关。由于基因遗传的关系，可能会遗传继承某些突变基因，从而导致肺癌发生的危险性升高。研究表明，肺癌患者的一级亲属患肺癌或其他肿瘤的危险性较普通人要高2～3倍，即如果父母或亲兄妹得了肺癌，则患肺癌的可能性会增大。

但需要指出的是，这一风险增加的倍数是基于大规模人群调查得出的平均数字，对于具体某一个人，并不一定就会增加这么多的风险，所以即使亲属得了肺癌，也不必过于恐慌，但需要定期进行体检筛查，最好是每年一次。

23. 肺癌是如何诊断的

肺癌的诊断可以从以下几个方面着手，患者的症状是线索，血清学标志物和影像学检查是佐证，病理检查是金标准。

首先是症状，肺癌的早期症状可能有咳嗽、咳痰、咯血、发热、胸闷等，如果进展到了一定阶段，还可能出现侵犯部位的疼痛、转移部位所导致的功能障碍等。但对于肺癌的筛查而言，需要特别告诉大家的是早期肺癌可以没有任何症状！即使没有肺癌相关的任何症状，也不能排除早期肺癌的可能，需要进行相关的检查。

其次是血清学标志物和影像学检查。说得更通俗一点就是去医院抽血和拍片子，让医生通过客观的检查做出初步的判断。血清学标志物就是肿瘤标志物，也有老百姓通俗地称为"癌指标"。一般对于肺癌而言，临床医生会选择癌胚抗原 (CEA)、鳞状细胞癌相关抗原 (SCC)、神经特异性烯醇酶 (NSE)、细胞角蛋白19 (CYFRA21-1) 这几项标志物来进行初步的筛查。同样需要指出的是肿瘤标志物的升高往往预示着肿瘤发展到了一定的阶段，早期肺癌的肿瘤标志物可以是正常的。

医院的客观检查还包括胸部CT，这是发现肺癌的"利器"，一般而言，只要胸部CT的摄片质量过关，是不会漏诊肺部病灶的。也就是说如果胸部CT没有看到肺部任何异常，可以基本排除肺癌的可能。这里需要提醒的是胸部CT筛查肺癌建议使用薄层CT，以免漏诊小磨玻璃结节，而部分磨玻璃结节可能是肺癌的早期病变。

以上的症状、血清学标志物以及胸部CT均不是确诊肺癌的依据，确诊肺癌的金标准是病理学检查。而获取病理学检查的方法可以是通过气管镜检查直视病灶后活检，也可以是胸部CT引导下的经皮穿刺活检，还可以通过转移病灶的穿刺活检，部分咳痰症状明显的患者也可以通过痰液脱落细胞学检查获得病理。当然，如果影像学高度提示早期肺癌，是可以通过直接手术切除病灶后进行病理学检查来明确诊断的。

24. 胸部X线摄片正常可以排除肺癌吗

胸部X线检查经济实用而又简单易行，是肺部疾病首选的检查方法，也是很多人在体检的时候首选的检查手段。那么，胸部CT检查正常是否能够排除肺癌呢？这里要明确地告诉大家：不行，绝对不行！

原因有两个，第一，X线的分辨率太低，不足以发现早期的肺癌病变。X线的成像原理是"透视"，在成像的过程中从前向后或者从左向右把胸部的所有组织叠加到一起，不同的组织结构的影子重叠在一起，对于肺部小的、密度低的病变是无法显示的。有些肺部"磨玻璃结节"在胸片中是会漏诊的。

第二，X线会有先天的"盲区"。在人体中，部分正常的肺组织是隐藏在心脏后方的，同样是由于其成像原理的问题，这部分的肺内如果出现了病变，单纯做X线检查是一定会漏诊的。例如，同一个人的胸片和胸部CT，在胸部

CT上已经非常明显的肺部病灶在X线上却藏在了心脏后面，完全没有办法显示出来。

在实际应用的层面，国际上已经有临床研究比较了X线和CT对癌筛查的作用，结果表明，临床研究表明，CT所发现的 I 期肺癌是胸片的6倍。因此，我们不推荐使用X线进行肺癌的筛查，换句话说，即使您定期体检的时候做了X线检查正常，也不能完全排除早期肺癌的可能，若要排查肺癌，请做CT检查！

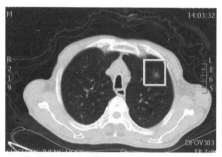
·X线会漏诊的肺磨玻璃结节·

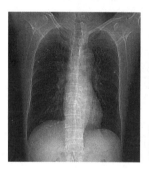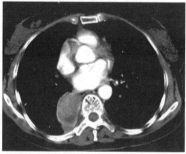
·X线会漏诊心脏后方病灶·

25. 低剂量螺旋CT是怎样的检查

低剂量螺旋CT是CT检查的一种特殊类型，与普通CT的关键区别就是其放射剂量小于普通CT。

我们知道CT检查是通过放射线照射人体来获取人体内部的形态特征，

进而形成一张张的断层CT片,供医生观察体内构造,发现早期病变。在进行检查的时候,相对高的放射线剂量能够获得更为清晰的器官组织构造的图片,给医生提供更多的信息。尤其是在组织相对丰富的部分更是需要足量的放射线才能够达到足够的分辨率。

但人体的肺是一个充满空气的组织,相对其余部分的组织而言更为疏松,相对小剂量的放射线也能够达到清晰地观察肺部病灶的要求,因此,低剂量螺旋CT是主要应用于肺部病变的检查方法。

低剂量螺旋CT放射剂量减小的最直接的好处是减少了放射线对人体带来的损害。长时间、大剂量的放射线本身也会对人体带来不良的影响,所以对于肺癌的筛查来说,医生既希望发现可能存在的早期肺部病变进行干预,同时也希望避免放射线反复照射对正常人群带来不必要的影响,因此,低剂量螺旋CT是肺癌筛查最为理想的检查手段。

另外需要特别提出的是对于肺部磨玻璃结节等早期肺癌,由于部分病灶的直径非常小,如果按照普通CT的成像方法做5 mm的层厚的话可能会漏诊一部分小病灶,因此,肺癌的筛查,尤其是为了发现早期的磨玻璃结节,需要层厚至少为1 mm的薄层低剂量螺旋CT才能够满足临床需要。

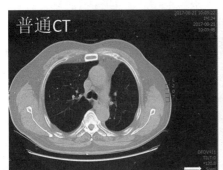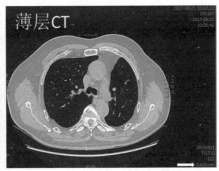

·薄层与非薄层CT的区别·

26. 气管镜是什么样的检查

人的气管就像是一颗倒着的大树,鼻腔是树根,位于肺内的气管末端是树枝,当气管内出现异常的时候,普通的影像学检查,包括CT是很难发现的,如果能够有够细、够长、够灵活并且带有摄像头的管子顺着气管伸进去就能够解决问题了。因此,支气管镜应运而生。

支气管镜检查的原理是将一根下端安装有摄像装置的较细管性结构(支气管镜),通过受检者的鼻腔或口腔插入到肺内的各级支气管,通过上端的观察窗口或通过与操作手柄用视频线连接的电脑显示器,来观察深入肺内的支气管内的病变情况。一旦发现可疑病变,可以通过支气管内的中空通道插入活检装置,钳取可疑病变组织送化验检查。

对于可以进行根治性切除手术的肺癌患者,在手术前为明确病灶在气管内侵犯的确切范围,在手术后复查气管内切除残端的病变情况,均需要做支气管镜检查;对于没有手术切除机会,由CT判断病灶生长于较大的中央气管的肺癌患者,为获取病变组织进行病理诊断,也需要做支气管镜检查。

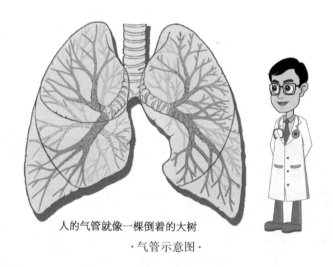

人的气管就像一棵倒着的大树

·气管示意图·

27. 肺穿刺活检是怎么一回事

当疑诊为肺癌的患者的病灶处于肺部较外周的部位,支气管镜不能发现或钳取不到病灶,又不存在胸水或胸水相关检查仍不能明确诊断时,则需要采用CT引导下经皮肺穿刺检查来帮助明确诊断。

具体方法是以CT来准确定位病灶及体表穿刺点和穿刺方向,局部麻醉后将专用穿刺枪经引导经胸壁直接刺入病灶,获取病变部位的组织,送病理学切片检查。肺穿刺是在患者完全清醒的状态下完成的,穿刺前会进行局部的麻醉,不必担心穿刺很痛或者穿刺需要全麻之类的问题。

在医生操作经验丰富的前提下,通过穿刺获得确诊的阳性率是较高的。穿刺时可造成少量出血,一般可自行停止,同时有50%的可能性会出现少量气胸,以及气体漏入到胸膜腔,一般可很快吸收。但在穿刺检查后,仍需要密切观察患者的生命体征,防治较严重的并发症。

需要指出的是,体质衰弱、凝血功能较差或不能配合的患者是不适宜做穿刺检查的。另外,由于在穿刺的过程中理论上有造成癌细胞经穿刺通道种植转移的风险,对于一些还有机会接受手术根治的患者,也不宜首先选择穿刺检查。

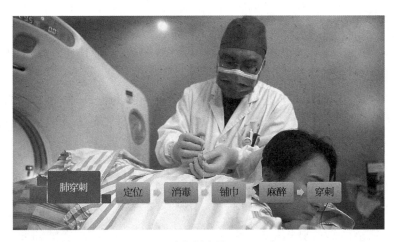

·肺穿刺步骤·

28. PET-CT是诊断肺癌的利器吗

随着科技的进步,越来越多先进的影像学检查进入到了百姓的视野之中,而目前最为昂贵的影像学检查之一——PET-CT无疑受到了更多的关注,对于肺癌而言,是否PET-CT检查可以"一招鲜,吃遍天"地解决问题呢?这只是"丰满"的理想,我们所面对的现实其实还是非常"骨感"的。

我们知道,PET-CT的原理是在普通CT的基础之上结合了能够反映体内细胞代谢活跃程度的放射性元素示踪,较普通的CT而言,有两大优势。第一个优势是其涵盖范围广，从头到脚一次扫描完毕；第二个优势是反映代谢情况，可以根据代谢的活跃程度帮助判定是否存在肿瘤性病变。这两个优势在肿瘤的诊断方面具有非常显著的优势，尤其是在肿瘤波及范围广的时候和肿瘤的形态不典型，以及和非肿瘤性疾病区分不明显的时候，PET-CT可能一下子就解决了临床问题。

具体到肺癌而言，可以说在肺癌的诊断和治疗方面，PET-CT在判断肿瘤波及范围，尤其是观察有无纵隔淋巴结转移和骨转移方面具有非常显著的优势，但是在早期肺癌的筛查方面，PET-CT的优势在某种程度上反而成了劣势。首先是PET-CT涵盖范围广，这也就导致了PET-CT对局部的结构显示不够精细，就像是世界地图无法清晰显示中国的某个地级市一样，而早期肺癌有时候连1 cm都不到，这时使用PET-CT很可能会漏掉相应的病灶。其次是PET-CT能够显示细胞代谢的情况，根据代谢高低来协助判断是否存在肿瘤，不巧的是早期肺癌很多是所谓的"磨玻璃结节"，即便是恶性的，其代谢也不高，因此，PET-CT的诊断价值大打折扣。

综上所述，PET-CT是一个诊断肿瘤的非常好的手段，但在肺癌的排查中却未必比得上普通的胸部CT检查，用PET-CT排查肺癌就像是高射炮打蚊子。

29. 肺癌相关的肿瘤标志物有哪些

临床上所谓的肿瘤标志物是指血液中可以检测出的，能够部分反映肿瘤是否存在以及严重程度的指标。一般而言，肿瘤标志物包括以下几类：胚胎性抗原 (CEA、AFP)、蛋白质类标志物 (SCC)、糖蛋白抗原类 (CA19-9、CA125)、激素类 (降钙素) 等。目前已应用于临床并且对肺癌诊断较为重要的血清肿瘤标志物有癌胚抗原 (CEA)、细胞角蛋白19 (CYFRA21-1)、鳞状细胞特异性抗原 (SCC)、神经元特异性烯醇化酶 (NSE) 等，可分别提高肺腺癌、肺鳞癌、小细胞肺癌早期诊断的可能。

但同时需要指出的是，也存在少数肺癌患者的血清肿瘤标志物并不升高，以及一些肺部炎症的患者也可能导致某些血清肿瘤标志物出现短期的、轻度的升高。另外，上述一些血清肿瘤标志物的升高，也可能出现于人体其他部位肿瘤的患者，例如CEA升高也可以出现在胃癌、肠癌、胰腺癌等，NSE

升高也可以出现在神经源性肿瘤等。

总之，肺癌不一定伴有肿瘤标志物升高；肿瘤标志物升高不一定是肺癌，也不一定是肿瘤，需要医生根据患者的自身情况，并结合其他检查结果一同判定其意义。一旦体检时意外发现肿瘤标志物升高，切莫惊慌失措，到正规医院的肿瘤专科医生处寻求帮助方为正道。

30. 肺部磨玻璃病变是肺癌吗

肺磨玻璃结节是20多年前提出的一个影像学名词，是指在CT上淡薄如云絮状略高密度的阴影，通常直径小于3 cm。通俗地讲就像是在一小块肺上遮了一块磨砂玻璃，让你既能看到里面的东西，又看得不是很清楚。其本质是具有相同或相似影像学表现的一组疾病，包括肿瘤和非肿瘤病变。

正因为肺磨玻璃结节常常与肿瘤相关，所以容易造成人们的恐慌，事实上肺磨玻璃结节并不能与肿瘤画等号。目前对于肺磨玻璃结节的认识已经比较清晰，可以是肺部的良性疾病 (如肺炎、局部出血)，可以是癌前病变 (如非典型腺瘤样增生)，也可能为肺癌 (如原位腺癌、浸润性腺癌)。肺磨玻璃结节的危害与其性质密不可分，对于良性疾病所引起的肺磨玻璃结节多不需特别处理，可随访或是针对原发病进行治疗。但对于肿瘤病变，则需要密切随访或尽快手术切除，以免肿瘤进展而导致严重后果。

目前，明确肺磨玻璃样结节性质的"金标准"是病理诊断，其前提是对病灶进行手术切除或是穿刺活检。当然，除了手术或穿刺这类有创性方法之外，临床医生和影像科医生还可以通过CT上结节的表现来判断肺磨玻璃结节的良、恶性，例如结节有多大、密度是否均匀、边界是否清晰、对周围的结构是否有影响、与血管和支气管的关系等。国际上最新指南建议根据肺磨玻璃结节的性质和大小选择相应的处理方法，如活检、手术或是CT复查，指南还包括复查CT的频率和持续时间等内容。当然，具体的处理方法还需要根据病灶的情况和患者的意愿进行选择。

31. 发现肺磨玻璃结节该怎么办

对于体检或无意中发现的肺磨玻璃结节，过分的恐慌和麻痹大意都是不可取的,建议如下。

(1) 正确认识,不惊慌。肺磨玻璃结节是一组疾病的影像学表现,不可简单地认为就是肿瘤。即使是肿瘤,其增长也需要一定的时间。一般来说肺癌需要 1～2 年的时间才能够长到 1 cm。而 1 cm 的肿瘤在早期发生转移的机会是很小的,给医生和患者留下了足够的时间来观察它的变化。因此,发现肺磨玻璃结节后大可不必惊慌失措,到正规的医院及时就医就能在很大程度上早期发现肿瘤并及时治疗。

(2) 认真对待,不麻痹。由于肺磨玻璃结节往往不会带来任何不适,所以容易让人掉以轻心。这里需要提醒的是肺磨玻璃结节有变为肿瘤的可能,有必要提高警惕,进行合理的处理和必要的随访。如果肿瘤的可能性较大或是在随访的过程中出现了肿瘤的迹象,及时的手术能够阻断肿瘤的进程,避免肿瘤进展到无法根治的阶段。

(3) 聪明就医,不折腾。在发现肺磨玻璃结节后,许多患者喜欢多方求医,综合不同医生的意见,其实这个方法未必可取。首先,肺磨玻璃结节是一个影像学的表现,对于病变的性质,即使是非常有经验的医生,也不可能做出100%正确的判断,需要根据治疗、随访过程中的变化来协助判断。某种程度上,同一个医生连续的观察随访可能更为重要。而不同的医生对同一张CT片下的结论很可能完全相反,反而导致患者无所适从。其次,肺磨玻璃结节的病变往往不大,普通的CT片可能会遗漏许多重要信息,要想反映出病变的全貌,需要进行薄层CT扫描甚至进行各种影像学重建,而这些内容在医院出具的CT片中未必能够全面反映,需要依赖医院的影像阅片系统。因此,在同一个医院阅片系统上对CT片进行前后对比更加有意义。

32. 肺癌排查的一般建议

既往烟草是肺癌的主要致病因素之一,根据美国的统计,85%～90% 的肺癌与主动或被动吸烟有关。随着社会经济的发展,人们逐渐认识了烟草所带来的危害,吸烟的人数逐渐减少,但不幸的是我们身处的环境污染逐渐加重,所呼吸的空气中充斥着各种致癌物,肺癌的发病率并未因为烟草的消耗减少而出现下降。

对于肺癌的排查而言,如果出现了可疑的症状,无论年龄大小,是否有危险因素,均建议进行肺癌的排查。如果没有可疑的肺癌症状,则按照是否有危险因素区分不同的年龄进行肺癌的排查(文中所给建议参照美国NCCN 2017年肺癌筛查指南)。

需要指出的是,由于国内缺乏相应大规模研究的数据,图中所示是国外的筛查指南建议,在实际应用过程中可以根据情况灵活掌握。

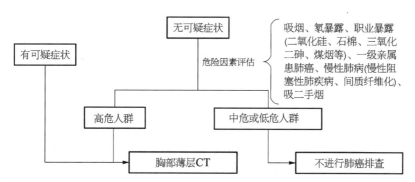

高危人群:年龄55～74岁,吸烟≥600年支,戒烟<15年。
　　　　　或年龄≥50岁,吸烟≥400年支,有除二手烟暴露外的其余危险因素。
中危人群:年龄≥50岁,吸烟≥400年支或有二手烟暴露,没有其余危险因素。
低危人群:年龄<50岁,吸烟<400年支。

·肺癌排查建议·

胃　癌

我国是胃癌"大国"，全球42%左右的胃癌患者发生在我国。与我国毗邻的日本和韩国也是胃癌高发的国家。虽然近些年来我国的综合国力和社会经济取得了前所未有的成绩和飞速的发展，但尴尬的是我国的胃癌患者5年生存率远远低于日本和韩国！

隐藏在这一尴尬现实背后的原因，并非我国医疗水平差，而是我国民众对于胃癌早期排查的意识不够，导致我国确诊胃癌的患者晚期的比例远高于日韩，进而表现为我国胃癌患者的5年生存率低。

这部分内容将为您详述胃癌排查的实际问题。

33. 胃癌是什么

要了解胃癌,首先需要了解胃。我们都知道,胃是人体消化系统的第一站,食物经过口腔的咀嚼,和唾液充分混合后经过食管进入胃内,通过胃所分泌的胃液进行初步的消化后经过幽门进入十二指肠,进行进一步的消化。

从解剖学的角度,胃可以分为贲门、胃底、胃体和幽门四个部分,这四个部分从上至下,分别连接了食管和十二指肠,构成了胃的主体部分。胃癌容易发生的部位就是位于胃的两个"开口",上口贲门和下口幽门的部位。

根据流行病学调查,欧美的胃癌更多见于"上口",即胃和食管交界的贲门部位,而中国的胃癌更多见于"下口",即胃和十二指肠交界的幽门部位。当然,近些年中国的胃癌有从"下口"向"上口"蔓延的趋势。

所谓的胃癌,就是正常胃黏膜上皮在各种因素的共同作用下,生长失去控制,出现了无限制的增殖,浸润和压迫周围组织,或是向远处转移,从而导致一系列的症状。

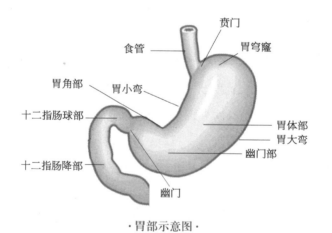

·胃部示意图·

34. 胃癌有哪些症状

胃是人体比较"娇嫩"的器官,当进食了不洁食物、服药、受凉、感染等情况下,都可以出现上腹部的症状,包括恶心、呕吐、上腹部疼痛、厌食、上腹部饱胀感等。总体上来看,胃癌的症状与胃部良性疾病类似,多数症状特异性不强。更为重要的是早期胃癌甚至可以不出现任何症状！因此，我们说对于出现了可疑胃癌症状的人群需要提高警惕，及时到医院就诊；对于没有胃癌相关症状的人，也不能疏忽大意，如果达到了"高危人群"的标准，应该按时到医院进行胃镜筛查。

(1) 上腹部不适、疼痛、消化不良等局部症状。胃癌的早期症状可能表现为反复发作的上腹部饱胀、疼痛，伴有厌食、消化不良。这种症状与胃部的良性疾病如胃溃疡没有显著的区别，常常会被误认为是"胃病"而疏于就医，酿成大病。需要指出的是胃癌所引起的上腹部不适的症状往往较难恢复，不像良性胃病服用抑酸药物后可明显改善且长期缓解。

(2) 出血症状。由于胃癌会导致局部破溃出血，因此可以引起胃出血的相关症状，当出血量小的时候，可以没有明显的感觉，仅仅表现为粪便隐血阳性。但长期出血后会导致血红蛋白下降，临床上出现头晕、乏力、皮肤苍白、活动后气急等症状。若出血量较大，可以表现为短期内失血，临床上出现黑便甚至呕血，而患者也会出现短期内失血所引起的血压下降、尿量偏少等情况，需要紧急处理。

(3) 乏力、消瘦等全身症状。很多患者在其就诊前其实很早就出现了乏力、消瘦，如果没有其他症状，可能被误以为工作疲劳或其他原因所致。胃癌在疾病发展的阶段，往往由于肿瘤的消耗性，导致出现短时间内进行性消瘦，同时伴有食欲下降。所以如果排除糖尿病、甲状腺功能亢进（甲亢）、有意节食等原因，出现了近期发生的体重明显下降，应当及时进行全身体检，特别要重视胃癌的可能性。

35. 哪些人容易患胃癌

我们时常听到医生说患疾病的"高危人群"，那么"高危人群"究竟是什么意思呢？在这里，"高危"指的是容易使人患上某种疾病的危险因素，"高危人群"是指具有这些危险因素的群体，而"胃癌的高危人群"则指的是具有发生胃癌危险因素的人群，他们相对于普通人群，胃癌的发病率更高，所以是预防和监控的重点对象，也是胃癌筛查的重点目标。

由于胃癌在普通人群中发病率相对较低（33/10万），在我国，内镜检查由于是一种需要侵入人体的检查，过程有一点痛苦，对于很多无症状、低胃癌发病风险的老百姓,没有太多理由就让做个胃镜是难以接受的。即使日本、韩国等胃癌发病率较高的发达国家也无法对全体人群进行胃癌普查。因此,只有针对胃癌高危人群进行筛查,才是可能行之有效的方法。那么哪些人是胃癌的高危人群呢?临床上通过多年经验积累,医生们达成共识的是:① 年龄40岁以上,男女不限;② 胃癌高发地区人群;③ 幽门螺杆菌感染者;④ 既往患有慢性萎缩性胃炎、胃溃疡、胃息肉、手术后残胃、肥厚性胃炎、恶性贫血等胃癌前疾病;⑤ 胃癌患者的一级亲属;⑥ 存在胃癌其他高危因素(高盐、腌制饮食及吸烟、重度饮酒等)。这6项中,只要符合①和②～⑥项中任意一项者均应列为胃癌高危人群。对于胃癌高危人群的了解有助于早期诊断,对高危人群进行筛选和检测,有利于降低胃癌的发病率和死亡率。

36. 胃癌传染吗

胃癌会不会感染呢?家里人若是有人得了这种病,难免家人会产生这个疑问,甚至有人不敢和胃癌患者一同就餐。可以明确的回答:至今医学研究中尚没有足够的证据说明肿瘤会传染,即胃癌不会传染!

我们首先要先认识一下传染病是如何传播致病的。疾病能够发生传染,主要是病原体离开患者身体以后,可能通过某种途径传播到另外一个人身上。传染必须同时具备三个条件:传染源、传播途径和易感染人群,三个环节缺一不可。

首先,胃癌患者体内的癌细胞在正常状况下很难离开患者体内而存活,不能称之为传染源。其次,胃癌患者体内的肿瘤细胞就算离体后,不具备在空气、水源、环境中存活的能力,没有传播途径。最后,人体具有强大的免疫功能,即使把胃癌细胞植入到其他人体内,机体可以通过强大的免疫排异也会把胃癌细胞杀死。所以说,胃癌本身不会传染!

但我们还要注意区分一个概念!我们知道幽门螺杆菌(Hp)感染与胃癌的发生高度相关,这个细菌是可以通过接触、唾液等传播感染的。所以若幽门螺杆菌感染的普通人群或者是幽门螺杆菌阳性的胃癌患者,他们携带的幽门螺杆菌是可以传播的,应当注意和这类细菌携带者用餐、生活日用品方面的隔离。

因此,对于胃癌患者而言,我们不需要惧怕接触,更不应该"歧视"癌症患者。在注意日常卫生的条件下,应该多接近癌症患者,多从精神和心理方面关爱他们,使他们增强自信,有战胜癌症的勇气。

37. 胃癌是如何诊断的

胃癌的诊断包括两个方面,一个是影像学诊断,另一个是病理学诊断。

所谓的影像学诊断就是通常所说的"拍片子"。传统的胃癌的影像学检查是钡餐。其做法是接受检查者先口服一些钡剂,由于钡剂比较黏稠,可以在消化道黏膜上相对均匀地分布,同时钡在X线下呈现高密度的影子,这样就利用钡剂将原本在普通的X线下无法看清楚的消化道显示了出来。钡餐检查的优点是方便快捷,但缺点是显示不清楚。由于这样观察胃看到的是像胃黏膜僵硬之类的间接征象,故而对于胃癌诊断的敏感性欠佳。随着技术的进步,现在临床上已经很少使用钡餐来诊断胃癌了。

目前,临床上对于胃癌的诊断和分期更加依赖的是CT检查。CT检查较X线而言,其分辨率更高,组织的重叠少,能够观察胃的形态,并且可以观察胃周围淋巴结的变化。需要注意的是,胃是一个可以伸缩、不断蠕动的器官,如果要使用CT来观察胃的结构,需要在检查前饮用足够的水,将胃壁撑开才能够看得清楚。即便是这样,受到CT分辨率的影响,CT对于早期胃癌的发现率还是较低的。

在临床目前应用最为广泛的胃癌早期筛查或者获取病理组织的手段是胃镜检查。胃镜检查就是利用一个带有摄像装置的软管,通过口腔和食管伸入胃里,相当于"直视下"观察胃的结构,发现异常的时候通过胃镜上小的取材口,伸入更细的活检钳,将可疑的组织钳夹下来,进行病理学检查。

无论影像学检查结果如何,胃镜下观察到的胃黏膜形态如何,最终确诊胃癌依赖于病理学检查。病理学检查的组织可以是胃镜下直接取到的组织,可以是进行胃部手术时切除的组织,也可以是胃癌转移病灶手术或者活检的组织。病理医生会根据细胞的形态,必要时结合免疫组化染色,确定是不是胃癌。目前,病理结果仍然是诊断胃癌的"金标准"。

38. 幽门螺杆菌与胃癌的故事

幽门螺杆菌 (Hp),是一种螺旋形、微厌氧、对生长条件要求十分苛刻的细菌。1983年首次从慢性活动性胃炎患者的胃黏膜活检组织中分离成功，是目前所知能够在人胃中生存的唯一微生物种类，它不仅与胃癌相关，还是胃溃疡等胃部良性疾病的罪魁祸首。今天我们就来说说幽门螺杆菌的故事。

幽门螺杆菌的发现是一段非常有趣的故事。在20世纪80年代，当时的正统医学观点认为胃内有大量的胃酸，任何细菌都无法在胃内生存，因此正常状态下胃内是无菌的。因此当澳大利亚学者沃伦发现胃黏膜标本中有细菌的时候，遭到了所有人的质疑，而他自己也没有想到这一发现会在2005年获得诺贝尔奖。沃伦并未因他人的质疑而放弃，继续在其他活体标本中寻找幽门螺杆菌的踪迹。他发现胃炎患者的标本中总是有这种细菌存在，而他的这一发现逐渐引起一名叫作马歇尔的医生的兴趣。马歇尔是一名消化科医生，他为沃伦提供了一些临床样本，进一步证实了沃伦的发现是正确的，马歇尔甚至还为了研究幽门螺杆菌如何致病，和另一名叫作莫里斯的医生自愿喝下了培养的细菌，并且双双患上了胃炎，颇有神农尝百草的气概。

接下来，沃伦和马歇尔又对100例胃肠道疾病的患者进行研究，发现所有十二指肠溃疡患者胃内都有这种细菌。随即他们的研究在医学界的顶级期刊上发表，并且引起了研究热潮。通过几十年的研究，目前我们已经明确幽门螺杆菌是许多胃部疾病的致病因子，并且还与淋巴瘤等其余疾病相关，并且找到了对付幽门螺杆菌的方法。

39. 知晓幽门螺杆菌的检查和治疗

幽门螺杆菌目前有四种检查方法，第一种是用胃镜下活检的标本直接检测；第二种是检测血液中幽门螺杆菌的抗体；第三种是通过放射性同位素进行^{13}C或^{14}C尿素呼气试验；第四种是检测粪便中的幽门螺杆菌抗原。

胃镜下活检标本的优点是检测准确率高，但其缺点是检查具有一定的侵入性，不能反映非活检区域是否存在幽门螺杆菌感染（胃黏膜中幽门螺杆菌感染呈"灶"性分布）。血液幽门螺杆菌抗体检查的优点是取材方便，问题在于其他细菌的感染也可能引起血液中幽门螺杆菌抗体的"假性"升高，此外血液中抗体的升高在根除幽门螺杆菌后还会持续，对是否存在现症的感染说服力不强。呼气试验的优点在于准确率高且没有侵入性，缺点是需要使用放射性核素。粪便中检测幽门螺杆菌抗原既没有侵入性，准确率也可与呼气试验媲美,但目前国内尚未开展。

对于幽门螺杆菌的治疗问题,是否发现幽门螺杆菌就一定要治疗在医学界还有争论。主要问题在于由于我国的幽门螺杆菌感染率非常高,根治后相当多的患者还会再次感染,意义受限。此外,相当多的幽门螺杆菌感染的人群并不会出现相应的症状,对这部分患者的抗幽门螺杆菌治疗的争议也比较大。

由于幽门螺杆菌可以在唾液中发现,因此,理论上可以通过唾液进行传播。而在我国,无论是家庭就餐还是朋友聚餐,很少采用分餐制,这就给幽门螺杆菌感染带来了一定的风险。所以,在外出就餐时使用公筷,家庭就餐时不随意夹菜等日常生活中的小习惯,有助于减少幽门螺杆菌播散的风险,进而预防幽门螺杆菌相关的疾病。

40. 无痛胃镜是什么

由于胃镜的检查有一些不舒服,许多人因此而不愿意进行胃镜检查,随着人们对于医疗检查时患者感受的重视,逐渐出现了所谓的"无痛胃镜"。

无痛胃镜就是在胃镜检查之前,对接受检查者进行适度的麻醉,以减轻患者接受检查时的不适感。这种麻醉所使用的药物是异丙酚,使用后接受检查者会进入一段时间的深度睡眠,对胃镜的刺激没有反应,醒来后也没有记忆,简单地说,就是睡了一觉之后所有检查均已完成。

无痛胃镜的好处在于一方面可以消除或减轻患者在检查过程中的紧张焦虑和不适感,适合紧张胆怯的患者,也有助于消除患者对再次检查的恐惧感。另一方面,普通胃镜检查过程中容易发生咳嗽、恶心呕吐、心率增快、血压升高、心律失常等不良反应,甚至诱发心绞痛、心肌梗死、脑卒中或心搏骤停等严重并发症,无痛胃镜可降低发生这些并发症的风险,并可减少操作过程中的机械损伤。

但并不是每个人都适合接受无痛胃镜检查。以下几类人不合适接受无痛胃镜检查:① 不适合进行普通胃镜检查的患者。② 严重心肺疾病患者,如未控制的严重高血压、严重心律失常、不稳定型心绞痛、急性呼吸道感染、哮喘发作期等。③ 严重消化系统疾病患者,如肝功能衰竭、急性上消化道出血伴休克、严重贫血、胃肠道梗阻伴有胃内容物潴留。④ 没有亲属陪同的患者。

⑤ 年龄太大 (一般不超过 70 岁) 或太小 (一般不小于 18 岁) 等。

41. 超声胃镜是什么

超声胃镜 (EUS) 是一种将超声波与胃镜检查合二为一的机器, 它将微型高频超声探头安置在内镜前端, 当内镜进入胃腔后, 通过内镜直接观察腔内形态的同时, 又可进行实时超声扫描, 以获得管道壁各层次的组织学特征及周围邻近脏器的超声图像。

简单地说, 胃镜检查就像是一双进入胃腔的眼睛, 可以看到胃壁各部位的形态和结构, 但是对于胃壁以外发生的事情就无从知晓了。而超声胃镜就像是给胃镜加上了一双"透视眼", 在胃镜检查的同时, 通过超声探头观察胃壁的结构变化以及胃壁后方的形态特征, 帮助医生更加清楚地知道胃部病变的信息, 从而做出正确全面的判断。在临床上, 以下几种疾病是超声胃镜应用最为广泛的情况。

第一, 胃壁隆起性病变。在胃镜下如果单纯地看到胃壁有一个隆起, 很难区别这个隆起是胃壁本身所生长的东西 (例如胃间质瘤) 还是胃壁之外器官的异常压迫造成的病变。这时, 如果用超声胃镜下的探头进行观察, 就很容易区分出隆起性病变的结构变化, 做出更加准确的判断。

第二, 准确区分胃部病变深度。有些情况下, 医生需要知道胃部病变侵犯的深度, 确定疾病的分期和治疗方案, 这种情况下也是超声内镜的适应证。

第三, 对胃周器官或病变进行活检。除了观察之外, 超声内镜的巨大优势在于可以在超声观察下对胃周围的器官或者病变进行活检以获取组织。例如对胰腺病变、胃周淋巴结进行活检, 而这种活检通过体外是很难进行的。

42. 胃镜前后要做哪些准备

胃镜检查前如何做准备是很多人都关心的问题, 我们了解了胃镜检查的步骤后就会对如何准备胸有成竹。

我们知道, 胃镜检查的基本过程就是在清醒或麻醉的状态下, 用一根带有摄像功能的软质的管子通过口腔、食管进入胃部观察食管和胃黏膜的形态, 必要时进行活检。因此, 检查首先要保证胃里面是空的才能够看清楚胃黏膜。因此,在胃镜检查前禁食是必需的。一般的胃镜检查都是上午进行的,建议做胃镜检查的人检查当天不吃早餐就可以了。

胃镜检查的过程中,由于胃镜是一个具有一定直径和硬度的管子,伸入食管后客观上会有一定的不适,因此,在胃镜检查之前需要口服一些含有局部麻醉药物的液体,降低咽喉部和食管黏膜对于胃镜刺激的敏感性,减轻检查时的不适感。因此,建议口服麻醉药物的时候尽量在咽喉部多停留一段时间,确保局部麻醉的效果。

在胃镜检查之后,由于检查过程中可能进行了小的钳夹活检,以及检查前使用了一些麻醉药物,一般建议检查后2小时再进食,而且建议进食的物品温度不要太高,不要进食辛辣刺激的食物。

另外,如果胃部本身有一定的病变,或者在活检后出现了比较明显的出血,需要寻求医生的帮助,进行积极的止血治疗。

对于接受无痛胃镜的患者而言,无痛胃镜检查前还需要请麻醉医生评估身体状况,避免在接受基础麻醉后出现严重的并发症。

43. CT或者PET-CT能够排查胃癌吗

很多人由于惧怕胃镜检查的不适,总是想通过其他的检查方法来替代胃镜检查,那么CT检查,甚至是PET-CT检查能够排查胃癌吗?答案是否定的,不可以!

我们知道,CT是通过放射线透视人体,然后通过计算机进行重建而得到相应的图像。一般说来,CT对于1 cm左右的病变是能够比较清楚地显示,而对于过小的病变,发现就比较困难了。而我们也知道,胃癌,尤其是早期胃癌可能只是黏膜表面形成了很小的溃疡,并不会形成一个肿块,这种病变在CT下是肯定无法显示的。即使是胃癌已经发展到了一定阶段,局部形成了肿块,在CT上发现也并非易事。因为胃作为消化器官,是不断地进行蠕动的,胃壁的黏膜时而薄,时而厚,不像其余的器官形态和位置基本固定,所以即便胃部有肿块,也很容易隐藏在蠕动的胃黏膜中,在CT下漏诊。

而PET-CT与普通CT相比,增加了肿瘤糖代谢的显影,但是这种显影在胃癌的早期筛查上基本没有用武之地,其原因有两点。第一,胃部黏膜的代谢本身比较活跃,同时如果局部有炎症之类的病变,在PET-CT上也会有高代谢，无法仅凭代谢的高低来判断肿瘤是否存在。第二，很多胃癌所导致的病变其糖代谢并不活跃，例如胃印戒细胞癌，即便是明确诊断的胃癌患者，PET-CT检查结果也多为阴性。

因此，CT或者PET-CT筛查胃癌不靠谱，要筛查，做胃镜！

44. 胃癌有哪些相关的肿瘤标志物

癌胚抗原 (CEA)：存在于胚胎胃肠黏膜上皮细胞和一些恶性肿瘤细胞表面，是一种糖蛋白。有研究提示40% ～ 70%的胃癌患者血清CEA水平高于正常值。但CEA升高也可见于结肠癌、胰腺癌、乳腺癌、肺癌、甲状腺髓样癌及某些非癌疾病。因此，CEA诊断胃癌的特异性不高，可用于分析疗效，判断复发和转移。

CA19-9：一种高分子量糖蛋白。在包括胃癌在内的多种器官的腺癌中水平都可能升高，如胰腺癌、胃癌、结直肠癌及肝胆管癌等。CA19-9检测在胃癌患者中的阳性率为42.7% ～ 50%，与CEA联合检测时阳性率达70%。并且它可作为这些消化道肿瘤患者的预后判断和疗效评估的指标。

CA72-4：一种高分子量的类黏蛋白分子。也在胎儿组织中表达，在正常成人组织中几乎不表达。是目前诊断胃癌的最佳肿瘤标志物之一，对胃癌有较好的特异性，敏感性为28% ～ 80%，与CA19-9及CEA联合检测可以监测出70%左右的胃癌。并且它与胃癌的分期相关，分期越晚，或者出现转移的胃癌患者CA72-4检出率远远高于早期患者。另外，CA72-4在其他胃肠道肿瘤、乳腺癌、卵巢癌等也会有不同程度的检出。

CA50：与CA19-9相似，可用于监测进展期的胃肠癌、胰腺癌和胆囊癌。在肿瘤识别方面由于很多肿瘤都表达，特异性较CA19-9差。有报道在萎缩性胃炎患者胃液中CA50的浓度比正常人有显著改变，因此，CA50可作为癌前病变萎缩性胃炎的诊断指标之一。

还有其他一些标志物可能与胃癌相关，但临床意义不大。针对胃癌，建议同时检测CA72-4、CEA和CA19-9，可提高胃癌检出的特异性和敏感性。尽管如此，不能将这些标志物作为诊断肿瘤的绝对依据，其检测结果必须与患者的症状、体征、影像学检查及细胞或组织病理检查等各种诊断结果相结合，进行综合判断。

45. 小检查，大作用：不要忽视血常规和粪便隐血

在临床上，无论是医生还是患者，都容易忽视一些常用的、简单的检查手段。在胃癌的筛查中，血常规和粪便隐血是非常有用的两个检查手段。

仔细看过血常规检查结果的人都知道，血常规的检查报告中有一系列的结果，常常会看得云里雾里。其实，血常规中涵盖了血液中三种细胞的情况，分别为白细胞、红细胞和血小板。其中，红细胞的数值能够反映体内造血功能的情况以及是否存在失血。由于胃癌多表现为胃部的溃疡性病变，且病变不易愈合，因此往往会伴有慢性的失血，久而久之会在血常规中显现出来；此外胃癌患者的营养吸收功能也会不同程度地受损，同样会引起贫血。根据医学研究，44.1%的患者初诊时就存在贫血，男性和女性患者贫血的比例分别为36.5%和61.6%。尤其是贫血发生在一般不易出现贫血的男性、青年人群中时，要格外引起警惕。

了解胃肠道是否有出血的另外一个简单的方法就是粪便隐血试验。在普通的粪常规检查中，基本都会涵盖这个项目。当消化道出血（包括胃、肠等）的量超过5ml的时候，就可以从粪常规中显现出来。在除外了其他原因引起的出血时（例如痔疮出血、口腔出血），就可以考虑为消化道内部的出血，如果同时伴有胃部的症状，胃镜的检查就势在必行了。

因此，在胃癌的筛查中不要忽视血常规和粪常规，尤其是对于青年男性无明显原因出现贫血时，需要特别警惕胃癌的可能。

46. 胃癌排查的一般建议

在我国，胃癌高发于偏好高盐饮食的沿海地区、长江中下游或相对贫困地区的人群，如江苏、山东、安徽、河南、甘肃、内蒙古、东北三省等是我国胃癌的高发地区。

在胃癌的排查方面，需要根据有无症状以及高危因素做出筛查的决定。由于胃癌没有特异性的症状，因此，一旦出现反复的上腹不适、消瘦、不明原因的贫血等可疑症状的时候，需要寻求肿瘤专科医生的帮助。另外，对于有高危因素的人群，例如胃癌高发地区、有直系亲属患病等人群，也需要提高警惕，做专业的肿瘤排查，其中最主要的手段是胃镜检查。

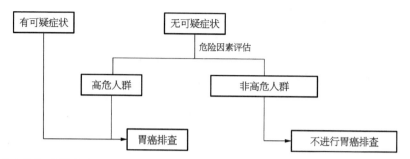

胃癌排查建议：胃镜检查，必要时联合肿瘤标志物、血常规、粪常规等检查。

可疑症状：反复上腹部不适、上消化道出血、不明原因贫血、消瘦。

高危人群：① 年龄40岁以上；② 胃癌高发地区；③ 幽门螺杆菌感染；④ 既往有慢性萎缩性胃炎、胃溃疡、手术后残胃、肥厚性胃炎等癌前病变；⑤ 直系亲属有胃癌患者；⑥ 存在胃癌其他高危因素(高盐、腌制饮食、吸烟、重度饮酒等)。符合以上①及②～⑥中任意一条即为高危人群。

·胃癌排查建议·

肠　癌

　　肠癌被称为"富癌"，意在生活水平高，"吃得好"的人容易患病。随着我国经济社会的发展，我国肠癌的发病率也逐渐增高，尤其是在沿海和经济发达城市，随着生活方式的西化，肠癌越来越多见。

　　在肠癌的排查中，许多人惧怕肠镜，因为害怕而不进行肠镜检查最终延误病情的人不胜枚举；更有甚者，家族中已经多人患病，仍旧我行我素，拒绝检查。除此之外，误把肠癌当痔疮的大有人在。这部分内容将纠正这些错误的观念。

　　一些特殊的人群需要提前或者高密度地进行肠癌的排查，例如家族性腺瘤性息肉病、炎性肠病等。何人排查？何时排查？如何排查？答案就在下面。

47. 肠癌是什么

要了解肠癌,首先需要了解我们的肠道。肠道是人体最长的消化器官,从胃的末端一直到肛门口都属于肠道的范围。肠道从上到下又分为小肠和大肠两部分,其中小肠的长度为4～6 m,而大肠的长度为1.5 m。小肠又自上而下分为十二指肠、空肠和回肠,大肠再自上而下分为结肠和直肠,而结肠又包括升结肠、横结肠、降结肠和乙状结肠。

所谓的肠癌即指原发于肠道的癌症,由于肠癌大多发生于大肠,因此,一般场合下,如不做特殊说明,肠癌特指大肠癌。

在肠癌中,不同的部位发病率不同,直肠癌的发病率远高于结肠癌。既往医学界认为直肠和结肠的组织来源、供血以及原发肿瘤的生物学特性不一样,所以在治疗上往往会把直肠癌和结肠癌区别开来。近些年来,随着研究的深入,人们发现即便是结肠癌,升结肠和降结肠也有所区别,在肠癌的治疗中未来可能会更看重肿瘤生长的部位。

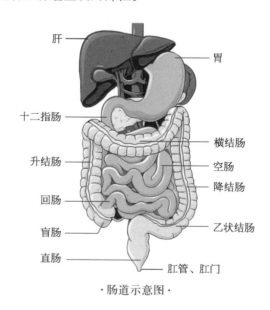

·肠道示意图·

48. 肠癌有哪些症状

肠道在人体中负责消化,是食物残渣形成粪便和排泄出体外的通路,因此,肠癌的症状与其担负的工作密切相关。

(1) 大便异常。包括便秘、腹泻、腹泻与便秘交替、大便性状改变、便血等。人体进食食物后经过胃、小肠的消化,残渣的水分在结肠中逐渐被吸收,形成了水分相对少的粪便,最后经过肛门排出体外。当结肠或直肠有新生的肿物时,可能会引起局部肠道的功能异常,出现类腹泻的症状,如果肿瘤体积大,堵塞了正常的通道,就会出现便秘、排便困难的症状,当然,两者也可能交替出现。另外,如果肿瘤生长的部位比较靠近肠道的出口,粪便就会变得较细,甚至会带有血液。

(2) 肠梗阻。由于肠道的特点是一个管状的结构,相对而言直径有限,容易被新生物堵塞,一旦堵塞严重,就会出现肠梗阻的症状。临床上表现为典型的"痛、呕、胀、闭"的症状,即腹痛、呕吐、腹胀、肛门停止排气排便。如果肠癌发展到了晚期,出现后腹膜淋巴结转移或腹腔内的转移,也可能引起肠道运动功能障碍,导致肠梗阻。

(3) 便血。随着肿瘤的生长,表面破溃,血液随着大便排出,即出现便血。少量的便血可能肉眼观察不出来,长期慢性失血导致缺铁性贫血的症状;中等量的便血可以肉眼看到,除非病灶距离肛门口非常近,一般而言肠癌引发的出血与大便会混在一起,借此可与痔疮所导致的出血相鉴别,后者引发的出血往往位于大便的表面。

(4) 转移引起的症状。肠癌容易转移的部位为后腹膜和肝脏,症状视转移病灶的位置以及大小而定,可能出现腹痛、黄疸等不适。

以上是根据肠癌的好发部位及可能出现的转移部位归纳出的肠癌常见症状,但这里特别需要说明的是早期的肠癌可能不出现任何症状! 对于无症状的人群而言,合理的排查显得更加重要。

49. 哪些人容易患肠癌

容易患肠癌的人群即所谓的"高危人群",简而言之,肠癌的高危人群包括以下这些。

(1) 肠癌高发区的中老年人 (>40岁),特别是"三高饮食"和肥胖的人。

(2) 肠腺瘤的患者。

(3) 肠癌患者的亲属。

(4) 林奇综合征 (遗传性非息肉病性大肠癌)、家族性腺瘤性息肉病患者。

(5) 溃疡性结肠炎、克罗恩病患者。

(6) 盆腔接受过放疗的患者。

(7) 曾经患过肠癌的患者,有研究表明有2.5%～11%的肠癌患者在手术后可在余留的肠道中再长出新的肠癌。

(8) 有肠道症状的人群,如有反复便秘、腹痛、便血的患者,不能掉以轻心,轻率地诊断为痔疮、肠炎等。

除了上述情况,对吸烟者、酗酒者、乳腺癌或女性生殖系统癌症者、肾癌或膀胱癌者、做过输尿管-乙状结肠吻合术者、免疫功能缺陷者、糖尿病患者也应该引起注意,因为他们患肠癌的风险也比一般人要高。

对于肠癌高危人群的了解有助于早期诊断,对高危人群进行筛选和检测,有利于降低肠癌的发病率和死亡率。

50. 肠癌遗传吗

到目前为止,肠癌的确切病因医学界尚未完全弄清楚,但毋庸置疑的是肠癌是外因和内因共同作用的疾病。其中外因主要是指环境因素,如饮食、生活习惯等,而内因就是遗传因素。

研究表明,由于遗传的关系,子女可能会从父母那里继承一些肠癌的易感基因,从而导致肠癌的风险增高。肠癌患者子女患肠癌的风险比一般人高2～4倍。但患者的配偶虽然生活在同一家庭,饮食相同,肠癌的发生机会并未上升。这就说明了肠癌是有一定的遗传概率的。

进一步的研究发现,在肠癌的近亲中进行结肠镜检查,有约45%的人被检出腺瘤,而患者配偶中腺瘤的检出率仅5%。我们现在知道腺瘤是癌前病变,有比较高的癌变率,所以肠癌的近亲属是肠癌的高危人群。

肠癌虽然具有一定遗传特性,但是这也不必过于恐慌,因为这些风险的增加是基于大规模人群调查所得出的平均数字,对于个人而言,并不一定会有如此高的风险。

另一方面,我们可以辩证地看这个问题。既然肠癌有一定的遗传特性,那么我们对于有肠癌患者的家族提高警惕,加强肠癌的排查,正好能够增加肠癌的癌前病变和早期肠癌的检出率,进行早期的干预,从而把肠癌扼杀在萌芽状态,避免癌变或避免进展为晚期不可治愈的癌症。

51. 肠癌是如何诊断的

肠癌的临床诊断依赖于患者自觉的症状、医生检查得到的体征,以及客观的检验和检查结果,下面我们分别说明。

首先是临床症状,我们知道肠癌可能会导致消化系统的一系列不适,临床医生会根据患者的主观感受进行必要的检查来明确是否存在肠癌。因此,临床症状能够提供诊断的线索,但不能确诊肠癌。

当患者因为有临床症状或者因为体检而就诊的时候,医生会根据患者的症状、年龄等因素,进行一些初步的检查,通过腹部触诊、肛门指诊等检查进一步寻找是否存在肠癌的依据。但临床体征的检查也只是通过医生的经验来判断是否有肠癌的可能,不能作为确诊依据,并且早期的肠癌往往不会有很多的体征可供医生发现。

之后医生会根据患者的具体情况开具相应的检查和检验单,其中和肠癌直接相关的是肠镜检查和肿瘤标志物检查。肠镜检查可以直接观察到肠道的具体情况,肠道内是否有新生物、溃疡,如果有的话可以通过直接的活检获取病理检查的组织。肿瘤标志物检查的效力低,因其敏感性和特异性不够高,简单地说便是肿瘤标志物升高不能确诊肠癌,而肿瘤标志物正常也不能排除肠癌。

最后是病理学检查。从肠镜下取得的组织通过病理科医生的处理和显微镜下观察,如果得到阳性的结果,即可明确肠癌的病理学诊断,这便是诊断肠癌的"金标准"。

当然,如果肠癌进展到了晚期,医生也可以通过转移病灶的穿刺活检得到病理诊断,一样可以确诊肠癌。

52. 莫把肠癌当痔疮

俗话说"十人九痔",痔疮是人群中非常常见的疾病,而痔疮的特征之一就是大便带血。我们说,肠癌也会导致大便带血,在临床上碰到了许多肠癌的患者在出现大便带血症状的时候都以为是"痔疮"而掉以轻心,错过了早期发现肠癌的机会，待肠癌进展，出现全身症状的时候再进行干预时追悔莫及。在这里，特别强调的是警惕大便出血的症状，莫把肠癌当痔疮！

一般而言，痔疮或者是肛裂等疾病引起的出血往往出血颜色鲜红，不与粪便混合，一般仅黏附在粪便表面，或者排便后血液滴在便池中，或厕纸上有血迹。大肠的出血如果量多可以是鲜红色的，如果在肠道内停留的时间较长，则变为暗红色，血液一般和粪便是混在一起的。

除此之外，消化道的其他部位也可能出血，例如最常见的胃溃疡出血，因为血液在肠道内停留的时间较长，红细胞破坏后血红蛋白和硫化物生成硫化亚铁，硫化亚铁是黑色的，所以粪便可以变为黑色。

在临床上，鉴别是否为痔疮出血其实并不困难，最简便的方法就是医生的肉眼观察和简单体检。对于有经验的医生而言，痔疮或者肛裂均可以通过肉眼观察和简单的肛门指诊诊断出来。所以，一旦有大便带血的情况，寻求肛肠外科医生的帮助是非常简便而有效的方法。

特别需要提醒的是患有痔疮的患者也可能患肠癌，所以有痔疮的人群一旦大便带血的性状、量等发生了变化，也需要引起警惕，必要时及时就诊。

53. 肛门指诊：最简单的肠癌排查方法

所谓的"肛门指诊"是医生通过肉眼观察后用手指探查肛门及其周围的组织，从而判断直肠和肛门疾病的最简便、有效的方法。有经验的医生可以通过肛门指诊发现痔疮、肛裂、肛周脓肿、直肠癌、直肠息肉等疾病。

肛门指诊的时候不需要任何的辅助设备，基本程序是患者充分暴露肛周后摆好体位，医生戴上乳胶手套，在戴有手套的示指上抹上液状石蜡，在患者的肛周略做按摩，待患者完全放松后伸入肛门，用手指触及肛门内手指可及范围的直肠组织，感受内部的结构。一旦有可疑病变，通过医生的手指可以感知到病变的位置、大小、硬度、活动度、与周围组织的关系、有无压痛等，待指套退出后观察指套上是否染有血迹，借此来初步判断肛门和直肠是否有病变及其性质。

肛门指诊的基本体位有三种。第一种叫"膝胸位"，患者双膝跪在检查床上，胸口尽量靠近膝盖，充分暴露肛门。此体位比较适合男性患者，尤其是对于通过肛门进行的前列腺指诊而言更为合适。第二种是"左侧卧位"，患者面朝左侧躺在检查床上，左腿自然伸直，右腿膝盖弯曲，暴露肛周区域，此体位更多用于女性患者。第三种是仰卧位，当患者比较虚弱或由于疾病原因无法侧卧的时候，可以考虑仰卧位进行检查。

根据统计，大约80%的直肠癌可以通过肛门指诊而早期发现，因此肛门指诊是一项"简便而不简单"的检查方法，对于肠癌，尤其是直肠癌的早期发现具有重要的意义。

54. 肠炎会转变为肠癌吗

我们在临床上经常碰到一些患者有反复腹痛、腹泻或者是便秘，有时甚至还伴有大便带血或脓血便，症状时轻时重，患者经常会说"我这是慢性肠炎"。其实"慢性肠炎"这个诊断在严格意义上是不存在的，我们需要根据具体的情况分析这种所谓的"肠炎"与肠癌是否有关。

如果腹泻是由于细菌、病毒、真菌和寄生虫等引起，我们称之为感染性腹泻，患者除了有腹痛、腹泻等表现外，部分患者可有发热及里急后重的症状（排便不尽感）。根据病程长短不同，感染性腹泻可分为急性和慢性两类，慢性病程一般在一个月以上，临床常见的有慢性细菌性痢疾、慢性阿米巴痢疾、血吸虫病。而这些急性的感染性腹泻往往是一个急性过程，与肠癌的发生关系不大。而存在慢性的感染性腹泻的时候，如果肠道黏膜反复受损、修复，理论上可能增加肠癌发生的概率，比如说血吸虫病的患者肠道沉积了血吸虫卵，造成肠道黏膜的炎症和反复修复，属于肠癌好发的人群。

除了感染之外，某些非肠道原发的疾病也可能表现为腹泻。例如具有可以分泌一系列激素的"神经内分泌肿瘤"就可能引起反复腹泻的症状，这种情况下所引起的腹泻主要与体内激素有关系，与肠癌无直接的关系。

食物也可以引起腹泻，比较典型的是对某种食物过敏或对食物中的某种成分不耐受的人可以单纯因为进食的原因出现腹泻。例如乳糖不耐症的人喝牛乳后就可以出现腹泻；对谷物过敏的人吃面食后会腹泻等，这种情况下的腹泻也与肠癌无关。

肠易激综合征是年轻患者常见的腹泻原因，往往与精神紧张、焦虑相关，其腹泻主要是功能性的原因，没有明显器质性病变，也与肠癌没有明确的关系。还有一类疾病叫作"炎性肠病"，包括溃疡性结肠炎和克罗恩病，这两种疾病与肠癌有一定的关系,后面我们专门花篇幅来说一说这两种疾病。

总之,"肠炎"的说法比较笼统,多数所谓的"肠炎"与肠癌并无直接的关系,对于血吸虫卵沉积以及炎性肠病所致"肠炎"的患者,肠癌的发病率有所升高,需要提高肠癌排查的警惕性。

55. 得了家族性腺瘤性息肉病 (FAP) 怎么办

家族性腺瘤性息肉病是一种常染色体显性遗传病,所谓的常染色体显性遗传病是指只要子代遗传到了致病基因,就一定会有相应的临床表现。目前已确定该病的发生和染色体 5q21 上的 *APC* 基因突变有关。

一般而言,家族性腺瘤性息肉病的患者在 5 ～ 10 岁的时候就会出现肠腺瘤,到 25 岁的时候约有 90% 的患者已有腺瘤发生。这种腺瘤与普通的腺瘤常是单个或数个不同,其数目往往非常多,大部分在 100 个以上,甚至数千个,布满整个结肠。家族性腺瘤性息肉病的息肉直径一般而言 ≤ 1 cm,息肉多为宽基底 (与肠壁贴合的范围更广)。从组织结构上来看,包括管状腺瘤、管状绒毛状腺瘤或绒毛状腺瘤,以管状腺瘤最多见,呈绒毛状腺瘤结构的十分少见。息肉越大并且越呈绒毛状,发生局灶性癌的可能性越大。

家族性腺瘤性息肉病演变成肠癌的比例很高,如果不进行治疗,100% 会发生癌变。在临床上,由此病演变而来的肠癌占所有肠癌的 0.2% ～ 1%。对于家族性腺瘤性息肉病的患者而言,常规的肠镜定期随访以及肠镜下息肉摘除并不能改变疾病的进程,因为息肉太多,无法判断哪一个恶变,也无法在内镜下全部摘除,因此,本病的主要治疗手段就是手术切除病变的肠道。

另外,对于家族性腺瘤性息肉病患者的直系亲属而言,即便是没有症状,也一定要进行肠镜的排查,以免漏诊。

56. 林奇综合征的患者怎样进行肿瘤的排查

林奇综合征 (Lynch syndrome) 也是一种常染色体显性遗传病,是由于 *MMR* 基因突变所致,患者的一级亲属中约 80% 发病。所有肠癌患者中有 2% ～ 4% 的人患有该病,其发病率比家族性腺瘤性息肉病要高。

林奇综合征又被叫作遗传性非息肉病性大肠癌，为什么这么叫呢？一方面它是一种遗传病，不过不像家族性腺瘤性息肉病有那样长那么多的腺瘤性息肉。另一方面它发生肿瘤的风险很高，发生肠癌的风险为40%～80%。

林奇综合征的患者不单是肠癌，发生其他肿瘤的风险也很高，例如子宫内膜癌的发病风险是25%～60%（在女性中子宫内膜癌的发病与肠癌相当），卵巢癌的风险是4%～24%，胃癌的风险是1%～13%。

林奇综合征所导致的肠癌患者最突出的特点是年轻化，发病年龄大都在45岁以前；另外，发病部位主要集中在右半结肠；病理上多见低分化黏液腺癌或者印戒细胞癌；显微镜下可以看到肿瘤组织内有大量的淋巴细胞浸润。

林奇综合征患者患肠癌后的治疗和随访比不伴有林奇综合征患者更为积极。对于已知林奇综合征但尚未发病的患者，需要进行更积极的肠癌排查。根据2017年美国癌症综合网对林奇综合征患者的监测建议是：20～25岁，或者比家族中大肠癌发病最小年龄早2～5年，开始进行结肠镜检查，结肠镜检查每1～2年进行一次。

此外，由于林奇综合征的患者不仅肠癌发病率升高，其余肿瘤的发病率也明显高于正常人，因此，林奇综合征的患者不仅仅需要排查肠癌，还需要特别警惕子宫内膜癌等其他的恶性肿瘤。

57. 溃疡性结肠炎患者需要排查肠癌吗

溃疡性结肠炎是一种肠道炎症性疾病，目前病因尚不明确，可能与自身免疫、心理等因素相关。临床上主要表现为腹泻、腹痛和黏液脓血便，病情轻重不一，容易反复发作，还常合并关节、眼、皮肤等肠外的表现。

溃疡性结肠炎的诊断主要依赖结肠镜，在肠镜下可见大片的肠黏膜粗糙、质地脆、易出血，可伴有脓性分泌物，病变严重的肠黏膜可以看到糜烂或溃疡。主要破坏的是黏膜层，疾病在缓解后黏膜可修复，但会产生瘢痕，在后期可引起息肉。该病的发表高峰年龄是20～30岁，男性多于女性。

溃疡性结肠炎与肠癌明确相关，患有溃疡性结肠炎的人群肠癌发病风险为正常人群的5.7倍，并且和溃疡性结肠炎累及的范围以及病程长短有关。如病变仅累及直肠，风险提高70%；如病变累及左侧结肠，风险提高1.8倍；如蔓延至整个结肠，风险提高近14倍。病程20年的患者癌变率约为7%，25

年的为7%～14%,如病程达到35年,癌变率可高达30%。

由于溃疡性结肠炎最常见的症状是腹泻、大便带血,而肠癌的症状与之类似,很多患者在发生肠癌后误认为是结肠炎病情反复而导致诊断延迟。因此,这里特别强调溃疡性结肠炎的患者是肠癌的高危人群,定期进行结肠镜检查十分有必要,一旦发现有癌变趋势应及时进行手术切除。

58. 克罗恩病患者是否需要排查肠癌

克罗恩病和溃疡性结肠炎都属于炎性肠病,它的病因也不明确。临床表现中以腹痛最为多见,腹泻也较为常见,由于可以引起肠粘连、肠壁增厚或局部脓肿,所以有时候可在腹部摸到肿块。

相对于溃疡性结肠炎,克罗恩病的黏液脓血便较为少见。诊断也是主要依靠肠镜,可以看到病变呈节段性(跳跃性)的分布,可见到纵行溃疡,溃疡周围的黏膜可见鹅卵石样的改变。发病的高峰年龄有2个,20～30岁和60～70岁,男女之间发病率无差异。

长期患克罗恩病的患者,特别是发病年龄在30岁之前的,肠癌的患病风险为一般人群的4～20倍,并且肠癌的发病平均年龄约在49岁,比一般人群的发病时间早10年。从克罗恩病发展到肠癌的平均时间为20年。

所以,克罗恩病患者也是肠癌的高危人群,定期的肠镜检查同样必不可少,目前在检查的时间和间隔上医学界并无一致的意见。根据国外的文献报道,病程较长的、累及回结肠或结肠的克罗恩病患者,应该定期监测结肠。对所有克罗恩病的患者,均建议在首发症状8年内做肠镜检查,检查时在整个结直肠多点活检。对结直肠受累范围超过1/3的患者在第一次肠镜检查后的1～2年内要做肠镜复查,之后每隔1～3年随访一次。

59. 如何舒适地完成肠镜检查

很多人惧怕肠镜检查的不舒服,因此非常抗拒该项检查,待到出现了严重的症状时才不得已而为之,疾病多已进展到一定程度,治疗效果大打折扣。不可否认,肠镜检查的确会有一些不舒服,但这些不舒服是可以通过简单的方法来减轻的。

首先，我们要知道肠镜检查的基本情况。肠镜检查的时候医生会用一个大约手指粗细的，具有一定长度的软管从肛门伸入肠道。这个软管具有高清晰度的摄像头，可以随着镜子伸入肠道清楚地显示肠道内黏膜的情况。这个软管还带有小孔，可以通过小孔将肠道内可疑的病变用小钳子钳夹出来。当然，除了单纯的活检之外，肠镜下还可以进行息肉摘除、烧灼、止血等相对复杂的处理。

由于肠镜检查的时候为了看清楚肠道的黏膜，医生需要将平常皱缩在一起的肠道用充气的方法撑开，而我们人体的肠道对这种牵拉或者张力非常敏感，会感觉到明显的腹痛，就像是吃坏肚子时候的感觉，这就是肠镜检查不舒服的原因。为了避免肠镜检查时候的不舒服，从患者的角度，需要放松心情，在肠镜检查前充分休息，按照要求做好肠道准备。从医生的角度，可以在检查的时候根据患者的耐受程度决定操作的快慢和强度。另外，如果身体状况没有禁忌，可以做"无痛肠镜"，在肠镜检查前对患者进行静脉基础麻醉，患者在检查的时候处于类似于睡眠的状态，待操作完成后停用麻醉药物即可快速苏醒。

通过患者的积极配合和医生的操作准备，必要时辅助麻醉药物，肠镜检查是可以舒适地完成的！

60. 肠镜检查前需要做哪些准备工作

肠镜检查前的准备医生常常称作"肠道准备"，其主要目的就是让肠道尽量干净，避免肠镜检查的时候大量食物残渣、粪便影响检查的视野。这里跟大家介绍一些肠道准备的知识。

在肠道准备时，经常看到肠镜检查单上会写"少渣饮食"或者"容易消化的食物"，首先我们要知道什么样的食物容易消化。简单地说，越是精细的食物越容易消化，比如说鸡蛋、面条、米饭、肉类，这些食物大多数都可以被人的消化道吸收，不会残留很多的食物残渣。反之，越是粗纤维的食物越不容易消化，比如说芹菜、韭菜、红薯、粗纤维水果等。粗纤维的食物在日常的膳食中是推荐食用的，有利于肠道健康，但在进行肠镜检查前需要停一停，否则大量的食物残渣会影响肠镜检查效果。

还有很多患者在进行肠道准备的时候纠结是否要继续服用长期吃的药

物。这里要告诉大家的基本原则是"停餐不停药"，所有医学检查所要求的"禁食"都不排斥继续服用应该长期服用的药物，例如高血压患者早晨的降压药是可以继续正常服用的。

最后就是关于如何"洗肠子"了，不同的医院对于肠镜检查前的准备略有区别，总体的原则是服用较大量的水，并配合药物，使得在肠镜检查前肠道内的粪便基本排泄干净。最理想的状态就是排出的大便已经不带有粪便的颜色。具体的用药有些使用番泻叶，有些使用聚乙二醇电解质散（恒康正清、舒泰清）等药物，还有些使用硫酸镁。一般而言，预约肠镜检查的单子上都会有具体药物的服用方法及具体时间，按照检查单的指示进行准备就可以了。

另外，女性在肠镜检查的时候最好避开生理期，避免操作的不便；如果进行无痛肠镜，需要有家属陪同协助。

61. PET-CT阴性可以说明没有患肠癌吗

PET-CT检查在肠癌的诊断和分期中具有重要的作用，但是尺有所短，寸有所长，PET-CT也有自身的局限性。在肠癌患者的诊断中，即便PET-CT阴性，也不能排除肠癌的诊断，原因有三。

第一，PET-CT自身的分辨率有限。PET-CT的本质是CT基础上结合核素显像来观察肿瘤的形态，而我们知道CT对1 cm以下的肿瘤观察起来比较困难，加上肠道本身是一个不断蠕动的空腔器官，其内部的黏膜在不断地皱缩中，当肠癌较小的时候会隐匿在正常的黏膜中，不容易被发现。

第二，PET-CT所用的示踪剂在正常肠道中也有摄取。在进行PET-CT检查的时候静脉所注射的示踪剂是^{18}F-FDG，这种示踪剂所反映的是细胞的糖代谢，理论上细胞更新越活跃其FDG摄取越多，在图像上就能够与周围的器官区分开来。但不巧的是肠道黏膜本身就是体内比较活跃的细胞，在PET-CT的图像上显示出来轻度的FDG摄取，进一步增加了发现早期肠癌的难度。

第三，某些肠癌本身FDG代谢不活跃。例如印戒细胞癌、黏液腺癌等细胞质比较多的肿瘤，其FDG代谢先天不活跃，此时PET-CT的"火眼金睛"丝毫没有用武之地。

综上所述，PET-CT并非肠癌排查的利器，一般不建议用于肠癌的排查，即便是PET-CT结果阴性，也不能够排除肠癌的诊断。对于需要进行肠癌排查的人群而言,还是应该听取专科医生的建议,进行必要的体格检查和肠镜等更加直接的检查方法。

62. 肠癌排查的一般建议

肠癌的排查需要注意三个方面,第一个方面是有无症状;第二个方面是有无高危因素;第三个方面是有无肠癌相关的遗传性疾病。对于有症状的人群而言,需要尽快进行相关检查;对于有高危因素的患者而言,需要较一般人群更早地进行肠癌的排查;对于有肠癌相关遗传疾病的人群,需要更积极地排查肠癌,必要时进行预防性的手术,除此之外还需要警惕其余相关肿瘤的发生。参照2017年美国指南,将肠癌的筛查建议具体列举如下。

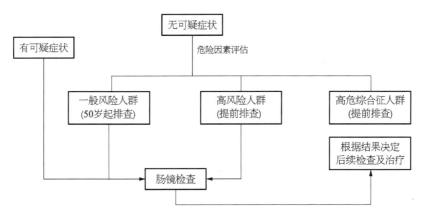

肠癌排查建议:肛门指诊、肠镜检查,必要时联合肿瘤标志物、粪常规等检查。
　　可疑症状:腹部包块、可疑肠道出血、大便性状改变。
一般风险人群:① 年龄≥50岁;② 无肠道腺瘤、无蒂息肉或肠病史;③ 无炎性肠病史;④ 无肠癌家族史。
高风险人群:有上述问题的人群。
高危综合征人群:林奇综合征、家族性腺瘤性息肉病、Gardner综合征、胶质瘤息肉病综合征、黑斑息肉病、Cowden综合征。
肠镜检查无特殊发现则10年内任意时间复查,有异常发现则根据发现及处理的情况确定复查肠镜的时间 (2个月至10年)。

·肠癌排查建议·

乳　腺　癌

　　乳腺癌是许多女性朋友的梦魇，一旦发现乳房肿块，便惶惶不可终日。多了解一些乳腺癌排查的知识就可能会从容面对乳腺的问题。

　　下面的内容将告诉您什么是乳腺癌，乳腺癌有哪些症状，怎样诊断乳腺癌，如何进行乳房自检，如何选取合适的检查手段，什么是BI-RADS分级，乳腺活检怎样进行，基因突变与乳腺癌的关系等一系列问题。

63. 乳腺癌是什么

乳腺癌，顾名思义，就是原发于乳腺的癌症（上皮来源的恶性肿瘤），是最常见的原发于乳腺部位的恶性肿瘤。

我们知道，人体的乳房由一个个的导管组成，其实乳腺癌最常见的原发部位就是乳腺导管，所以乳腺癌又常被称作是"乳腺导管腺癌"。在早期，乳腺癌表现为患病侧的乳腺出现"单发的""无痛性"并"呈进行性生长"的小肿块，到了晚期，乳腺癌可以通过淋巴管和血管向淋巴结和其余部位转移，引发相应的临床症状。此外，临床上有一种"炎性乳癌"，其表现类似乳腺炎，临床上表现为乳腺弥漫增大，伴有"红、肿、热、痛"的炎症表现，在乳腺癌中约占2%。

乳腺癌从发病部位来讲有所谓的"好发部位"，如果把乳房画在纸上，我们以乳头为中心点，分别画一条横线和一条竖线，就可以把乳房划分为四个区域，也就是我们医生常说的四个"象限"，即外上象限、内上象限、外下象限、内下象限，再加上位于中央的乳头及乳晕区域。从发病的部位来看，乳腺癌最常发生于"外上象限"，其次是"乳头、乳晕区域"，接下来是"内上象限"，然后是外下象限，最后是内下象限。

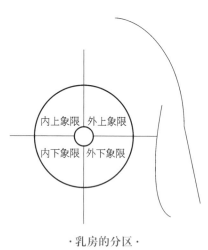

·乳房的分区·

64. 乳腺癌有哪些症状

乳腺癌的症状可归纳为乳腺局部的症状、局部和远处转移的症状以及特殊类型乳腺癌的症状。

(1) 乳房局部的症状。乳腺癌早期表现为患侧乳房出现无痛、单发的小肿块,常是患者无意中发现而就医的主要症状。肿块质硬,表面不光滑,与周围组织分界不是很清楚,在乳房内不易被推动。随着肿瘤增大,可引起乳房局部隆起。若累及Cooper韧带(把乳房固定在胸壁上的一组弓形纤维),可使其缩短而致肿瘤表面皮肤凹陷,即所谓"酒窝征"。邻近乳头或乳晕的癌肿因侵入乳管而使之缩短,可把乳头牵向癌肿一侧,进而可使乳头扁平、回缩、凹陷。癌块继续增大,如皮下淋巴管被癌细胞堵塞,引起淋巴回流障碍,出现真皮水肿,皮肤呈"橘皮样"改变。乳腺癌发展至晚期,可侵入胸筋膜、胸肌,以致癌块固定于胸壁而不易推动。如癌细胞侵入大片皮肤,可出现多数小结节,甚至彼此融合。有时皮肤可溃破而形成溃疡,这种溃疡常有恶臭,容易出血。

(2) 周围淋巴结转移的症状。乳腺癌淋巴转移最初多见于腋窝。肿大淋巴结质硬、无痛,可被推动,以后数目增多,并融合成团,甚至与皮肤或深部组织黏着。乳腺癌转移至肺、骨、肝时,可出现相应的症状。例如肺转移可出现胸痛、气急,骨转移可出现局部疼痛,肝转移可出现肝大、黄疸等。

(3) 特殊类型乳腺癌的症状。有些类型乳腺癌的临床表现与一般乳腺癌不同,最典型的是炎性乳腺癌和乳头湿疹样乳腺癌。炎性乳腺癌并不多见,特点是发展迅速、预后差。局部皮肤可呈炎症样表现,开始时比较局限,不久即扩展到乳房大部分皮肤,皮肤发红、水肿、增厚、粗糙、表面温度升高。乳头湿疹样乳腺癌少见,恶性程度低,发展慢。乳头有瘙痒、烧灼感,以后出现乳头和乳晕的皮肤变粗糙、糜烂如湿疹样,进而形成溃疡,有时覆盖黄褐色鳞屑样痂皮。部分病例于乳晕区可扪及肿块。较晚发生腋淋巴结转移。

65. 患乳腺癌的危险因素有哪些

乳腺癌与其他肿瘤类似,是个体因素和环境因素共同作用的结果,归纳乳腺癌的危险因素有以下这些。

(1) 遗传因素:主要表现为乳腺癌有家族遗传倾向。大量的临床资料已经证实,有乳腺癌家族史者其发病率比普通人群高3～5倍。临床上经常见到母女俩或姐妹俩同时或先后患乳腺癌,且发病年龄在第二代人提前10～20年,母亲患有乳腺癌,其女儿患乳腺癌的危险性是无家族史者的40～50倍。

(2)生育和哺乳:近年来大量的调查证明,没有生育或虽然生育但很少哺乳的妇女发生乳腺癌要比多次哺乳、哺乳时间长的妇女多。这说明少生育、少哺乳可能会增加发生乳腺癌的概率。

(3)激素分泌紊乱:主要是指雌激素的分泌紊乱。乳腺癌的高发年龄是40～60岁,这个年龄阶段正是妇女雌激素分泌失调、雌激素水平偏高的时期。由于体内雌激素的分泌增多,导致乳腺导管上皮细胞的过度增生而发生乳腺的癌变。

(4)生活习惯:高脂肪膳食可提高乳腺癌的诱发率。高脂肪膳食可使催乳素分泌增加,进而使体内的雌激素分泌增加。脂肪可使体重增加甚至肥胖,体重越大,患乳腺癌的危险性越高。营养过度可使月经初潮早,绝经迟,乳腺导管上皮受雌激素刺激的时间延长,发病危险提高。

(5)高剂量放射线:可提高患乳腺癌的危险性。患乳腺癌危险性的大小,取决于接受放射线的年龄和照射剂量。一般10～30岁为有丝分裂活跃阶段,对放射线照射效应最敏感,30岁以后危险性较小。第一次妊娠暴露于放射线患乳腺癌的危险性比在此期前或后都要高。未生育妇女,乳腺暴露于放射线而产生乳腺癌的危险性比生育妇女高。总之,妇女月经期和妊娠期时对放射线敏感。关于乳腺暴露于放射线的潜伏期,估计最短5年,一般10～15年,年轻人潜伏期较老年人长。当然,需要指出的是,低剂量放射线用来普查乳腺,发生乳腺癌的危险性甚小。

66. 乳腺癌是如何诊断的

乳腺癌的诊断包括三个层面,第一个层面是发现可疑征象,第二个层面是寻找影像依据,第三个层面是明确病理诊断。

发现可疑征象主要靠日常的自检和医生的体检,最常见的乳腺癌相关的症状是乳房肿块,往往是患者无意中发现或进行乳房自检时发现。此外体检时也会发现一些异常的肿块。

当发现可疑肿块后,往往需要进行进一步的影像学检查,包括B超、CT、磁共振或是钼靶检查。通过影像学检查可以更加直观地看到乳腺可疑肿块的大小、位置以及与周围组织的关系等信息,根据影像学的特点,可以对乳腺肿块的性质有一个初步的判断。

如果影像学检查高度怀疑是乳腺癌,则需要进行进一步的病理学检查确定诊断。当乳腺的肿块较小,手术比较容易的时候医生可能会选择直接切除,然后对切除的标本进行病理学检查,最后明确诊断;当乳腺的肿块较大,直接手术比较困难,或者为了改善手术的效果,医生也可能会先进行局部穿刺活检,获取病理后根据病理情况进行手术前的化疗后再进行手术。当然,如果发现的时候就怀疑是晚期的乳腺癌,医生一般不会再考虑进行乳腺肿瘤的手术切除,而是寻找适合穿刺的部位进行穿刺活检,明确病理后进行全身的治疗。

最后总结一下,乳腺癌的诊断症状做提示,体检发现是线索,影像检查找依据,病理结果方是"金标准"。

67. 乳腺纤维腺瘤会变成乳腺癌吗

乳腺纤维腺瘤是乳腺最常见的良性肿瘤,在青年女性中多见,尤其在20岁左右的女性中多见,也就是说,相比乳腺小叶增生,乳腺纤维腺瘤的发病年龄比较集中且年轻。

乳腺纤维腺瘤大多为圆形或椭圆形,边界清楚,活动度大,发展缓慢,包块多为患者无意间发现。与乳腺小叶增生不同的是,乳腺纤维腺瘤一般不伴有疼痛感,亦不随月经周期而发生变化。而我们已经在前面介绍过,乳腺癌的包块多为单发性,表现为无痛性包块,大小不随月经而变化(见下表)。因此,如果年龄在40岁以上的女性发现了乳房内包块,包块不痛,大小不随月经周期而变化,则乳腺小叶增生和乳腺纤维腺瘤的可能性均较小,需要重点排除乳腺癌的可能。

单纯的纤维腺瘤恶变概率极低,但当乳腺纤维腺瘤具有不典型性增生时,其恶变危险会明显升高。对于这部分患者而言,定期随访是关键,一般每年需要进行1次钼靶检查或者B超复查,若肿块较大或者肿块增大明显时,建议尽早手术切除。

乳腺小叶增生、乳腺纤维腺瘤和乳腺癌的比较

疾病名称	部位特点	大小变化	疼痛感
乳腺小叶增生	可单侧或双侧	随月经增大、缩小	可有
乳腺纤维腺瘤	多为单侧	缓慢增大	无
乳腺癌	多为单侧	缓慢增大	无

68. 乳腺小叶增生是怎么回事

　　一些女性在接受健康体检时,会在检查结果中得知自己患有"乳腺小叶增生",常会疑惑与紧张,那么,乳腺小叶增生与乳腺癌有关系吗?

　　乳腺小叶增生是乳腺的良性增生性疾病,在青春期以后至绝经前的女性中都非常常见。由于乳腺是雌激素的靶器官之一,而卵巢则是女性在绝经前雌激素的主要来源,且卵巢的状态很容易受到内分泌、精神因素的影响。因此,当女性长期处在心情压抑或暴躁、劳累过度、性生活不和谐时,就可能通过影响卵巢状态,进而影响雌激素的分泌,从而导致乳腺小叶增生。另外不容忽视的是,若长期服用一些含有激素成分的滋补品或长期使用一些含有激素成分的化妆品等,都可以影响体内的激素平衡而导致乳腺小叶增生。乳腺小叶增生主要表现为乳房内包块,可在一侧乳房内单发或双侧乳房内同时发生,包块的大小随月经而发生周期性变化,可有疼痛。

　　乳腺小叶增生分为单纯性小叶增生和导管上皮增生,其中单纯性小叶增生约占70%,这种增生是不会癌变的,导管上皮增生占30%,这种增生依据异型程度的不同,伴有不同程度的恶变概率,异型程度越严重,恶变的概率越高。

　　概括来说,乳腺小叶增生非常常见,其乳房部位的包块可随月经的过程而发生周期性大小变化;可以通过调节精神状态和内分泌等因素来促进其恢复;绝大多数乳腺小叶增生都不会癌变,极少数伴有重度异型的导管上皮增生,具有一定的癌变概率;在检查出患有乳腺小叶增生时,不必惊慌,可至专科医生处就诊,及时正确诊治;乳腺良性增生的恶变从普通型增生到不典型增生,再到癌变,是一个长期的、渐进的过程。一旦出现了不典型增生,需密

切随访,必要时可以行预防性皮下腺体切除。

69. B超、钼靶、磁共振在乳腺癌排查中如何取舍

在乳腺癌的排查中,这三个检查都具有重要的地位,但是具体检查的时候选取哪个呢? 不仅困扰着患者,有时对医生来说,也有一定的困惑,这里和大家一起梳理一下这三个检查的异同点。

首先是B超,相信大多数人都接触过或者是亲身接受过这项检查。B超是利用超声波在体内不同组织的回声来判断组织结构及其性质的,其最大的优点是无创、经济、方便、无辐射,但是超声检查的图像难以像钼靶或者是磁共振一样客观地保存,其结果与操作医生的具体操作以及主观判断有关,相对而言客观性欠佳。在乳腺癌的排查中,B超是临床医生常选的检查结果。

然后来看钼靶。我们说钼靶是为专门拍摄乳腺设计的X线检查,其本质还是X线,因此,不可避免地带来了一些辐射,但这些辐射在乳腺癌的排查中只要规范使用,不会对身体造成大的影响。另外,如果女性的乳房较大或者组织较为致密,可能会影响乳腺钼靶的检查结果。其优点在于对乳腺的组织结构显影清晰,成像结果便于保存,客观性好,方便不同医生阅片。目前钼靶检查仍是国内外指南推荐的乳腺癌筛查的常用手段。

最后看看磁共振。磁共振综合了B超无辐射与钼靶客观性强的优点,对于乳房整体结构显示清晰,成像参数丰富,有利于判断乳房内肿块的性质。但磁共振价格较为昂贵,并且部分体内有金属内植入物的患者无法接受该项检查。目前磁共振检查在乳腺癌的诊断领域应用日趋广泛。

具体在临床上,选择何种检查方法需要综合患者的年龄、乳腺肿块情况、全身情况以及经济情况等因素,方可能选取最合适的检查方法。

70. BI-RADS分级是什么意思

到医院进行乳腺的影像学检查后,经常在报告单上看到BI-RADS分级的字眼,很多人一见到分级就以为自己得了乳腺癌,惊慌失措,其实大可不必。

BI-RADS分级是美国放射协会制定的统一的影像评估标准，最早应用在乳腺癌钼靶检查中，全称是"乳腺癌影像报告和数据系统 (BI-RADS)"，2003年针对超声和磁共振也制定了该分级，列举如下。

(1) 2003年美国放射协会乳腺影像报告和数据系统的诊断分级：

0级：需要其他影像学检查。

1级：阴性。

2级：良性，包括已经钙化的纤维腺瘤、多发分泌性钙化、含有脂肪成分的病变、乳房内淋巴结、植入的假体等。

3级：可能良性，建议短期随访观察（恶性的可能性小于2%，短期随访一般指半年），包括非钙化的边界清晰的肿块和成簇的点状钙化。

4级：可疑恶性，建议活检。

5级：高度提示恶性，应进行适当处理，恶性的可能性大于95%。

6级：活检已经证实为恶性。

(2) 2003年美国放射协会仿照钼靶BI-RADS制定了针对超声诊断的BI-RADS：

0级：需要其他影像学检查。

1级：阴性。

2级：良性，包括单纯囊肿、乳腺内淋巴结、植入的假体、随访观察无变化的手术后变化。

3级：可能良性，建议短期随访观察，包括考虑为纤维腺瘤的病变、复杂囊肿、成簇微小囊肿。

4级：可疑恶性，建议活检。

5级：高度提示恶性，应进行适当处理。

6级：活检已经证实为恶性。

(3) 2003年美国放射协会仿照钼靶BI-RADS制定了针对MRI的BI-RADS：

0级：检查不充分，需要进一步检查。

1级：阴性，常规随访。

2级：良性病灶，常规随访。

3级：良性可能性大，短期随访。随访间隔3个月或者6个月；对于处于月经周期分泌期、服用雌激素类药物的建议挑选月经周期滤泡早期或者停止服用药物一段时间后复查。

4级：可疑病灶，建议活检。

5级：高度提示恶性，建议采取相应的治疗措施。

6级：活检病理证实恶性，建议采取相应的治疗措施。

71. PET-CT在乳腺癌排查中的意义

PET-CT作为目前比较"高端"的影像学检查手段，在肿瘤的诊断、分期、疗效判断、检测复发方面发挥着举足轻重的作用。不少人在进行肿瘤排查的时候都有这样的问题，既然PET-CT这么好，是不是做一个PET-CT就可以明确诊断或者排除乳腺癌了呢？其实不然。

单纯从诊断的角度，乳腺PET-CT的确准确率高于其余的影像学检查，其原因就在于PET-CT是在普通的CT检查基础上结合了肿瘤的代谢特征，协助判断肿瘤的存在与否。而乳腺癌往往是PET-CT高摄取的实性肿瘤，更容易在PET-CT上发现。但是，PET-CT诊断乳腺癌并不是十全十美，原因有三点。

第一，PET-CT与其他检查一样，只是影像学诊断，不能代替病理诊断，即使高度怀疑，也不能作为确诊依据，该穿刺活检还需要穿刺活检的。

第二，PET-CT价格昂贵，性价比低。从发病的角度来说，乳腺的良性包块发生率远高于乳腺癌，在临床发现乳房包块伊始或是常规进行乳腺癌排查的时候就做PET-CT，其预期结果绝大多数是阴性的，可谓"杀鸡用牛刀"，造成不必要的浪费。

第三，PET-CT有一定的放射性，如不是高危患者或诊断有困难的患者接受检查，其放射性损伤是完全没有必要的。

综上所述，在接受乳腺癌排查的时候，还是按照医生的建议，遵循首先选取无创、简单检查方法的原则更为实际。

72. 安吉丽娜·朱莉的选择与*BRCA*基因

2013年5月，美国著名女演员安吉莉娜·朱莉在自己写的文章《我的医疗选择》中宣布，因为得知自己携带容易患癌的*BRCA1*基因突变，医生估计她患乳腺癌的概率为87%，卵巢癌的概率为50%，为了避免日后患癌，决定预防性地切除双侧乳腺！一石激起千层浪，她的决定引发了所谓的"安吉莉娜效应"，这一消息爆出后半年，接受 BRCA1 基因检测的女性数量明显增多。2015年3月24日，她又宣布已经切除了卵巢和输卵管！

其实安吉莉娜的选择有其必然性，就目前医学界的认识，BRCA 基因与乳腺癌、卵巢、胰腺等肿瘤关系密切。BRCA1 和 BRCA2 基因是抑癌基因，主要参与 DNA 损伤的修复和转录的调控。这两个基因的结构和功能异常与乳腺癌等肿瘤的发病密切相关。

就乳腺癌而言，携带 BRCA1 基因突变的女性，一生中患乳腺癌的概率是40% ～ 50%，并且在患乳腺癌的年轻女性中研究发现，13%伴有 BRCA1 基因突变。而 BRCA1 或 BRCA2 基因突变携带者的乳腺癌危险度远远高于一般人群。根据研究，其乳腺终生患癌危险度高达80% ～ 85%。并且 BRCA1、BRCA2 基因突变相关的乳腺癌具有发病早、双侧性的特点。

在临床上，目前对于 BRCA 基因突变携带者进行更加积极的乳腺癌排查是大家一致的认识，但是否预防性切除乳腺还有很大的争议。除了预防性切除的巨大伦理问题之外，即便预防切除乳房，也不能完全杜绝患病，例如安吉莉娜・朱莉预防性切除乳房后其患病风险只是从80%下降到了5%。

73. 男性患乳腺癌：这不是玩笑

说起男性乳腺癌，可能有人会认为是玩笑，其实不然，由于乳腺癌是起源于乳腺组织的癌症，而男性同样有乳腺组织，故男性同样可以患乳腺癌。只是由于生理结构的差异，男性乳腺组织量相对较小，男性乳腺癌是少见的恶性肿瘤，占男性全部癌症的0.2% ～ 1.5%，占人类所有乳腺癌的1%左右。

不仅如此，研究还发现，男性乳腺癌患者的平均预后情况要差于女性乳腺癌患者，究其原因，可能有以下两点：一方面，由于男性很少会发生乳腺癌，男性通常没有自查乳房的意识，而即使意外地发现了乳房部位的硬结或肿块，也常常不会引起足够的重视，一般直到乳腺癌扩散、转移并引起严重症状后才得以确诊，患者的临床分期常常较晚，丧失了根治癌症的机会。另一方面，由于乳腺癌的发生与体内雌激素的刺激密切相关，而男性体内的雌激素量很少，这就提示了男性乳腺癌可能存在一些尚未被知晓的特殊机制，而由于具体机制不明,治疗也相对较难。

在国内外对男性乳腺癌报道中,有相当比例的病例有家族史,或有女性乳腺癌的家族史,或家族中有患其他肿瘤病例的存在。放射性物质接触、乳房局部损伤、临床治疗应用雌激素等,也可诱发男性乳腺癌。

当男性发生乳腺癌时,也会出现类似女性乳腺癌所具有的症状,如乳头下或乳头旁硬结,或伴有乳头溢液、乳房变形、双乳不对称等。值得指出的是,由于男性乳房部位的脂肪组织较少,所以男性乳腺癌的肿块反而不容易被脂肪组织掩藏。因此,只要知晓"男性也会得乳腺癌",并给予足够的重视,辅以必要的自检和影像学检查,就可以获得早期诊断和根治,这一点尤其应该引起那些直系亲属中有女性乳腺癌患者的男性的重视。

74. 如何进行乳房自检

癌症的早期诊断,对于患者获得最佳的治疗效果和生存预后,具有至关重要的作用。如果能做到早期诊断,很多乳腺癌都能得到根治,而如果丧失早期诊断的机会,即使是对于乳腺癌这样的总体恶性程度并非很高的癌症类型,治疗效果和预后也会变得较差。

由于乳房所处部位的私密性,很多女性,尤其是年轻女性,都非常忌讳去就医。然而,我国的乳腺癌患者发病年龄比欧美平均提早约10年,年轻女性也同样需要重视乳房的自检。为了做好乳腺癌的早期诊断,"合格"的乳房自检是最为方便、有效的措施,是避免延误诊治的"第一道防线"。那么,"合格"的乳房自检需要怎样进行呢?

(1)"视"诊:乳房自检可以在睡前或沐浴前进行。首先脱去外衣,站在镜子前面,两臂自然下垂,先仔细观察双侧乳房的外形、大小是否对称,乳头位置是否在同一水平,乳头有无内陷,是否偏向一侧。要注意对照前一次的检查情况,比较外观上是否发生改变。然后看看乳房局部有无隆起或凹陷,尤其注意观察乳房表面有无"橘皮样"不光滑的改变,乳头有无溢液或溢血。如果未发现异常,应将两臂上举或两手叉腰,再次重复上述观察。

(2)"触"诊:取仰卧位,背部置一软枕,使胸部挺起,检查侧的上臂向头部举起,手掌可置于枕下,以充分展示乳房,便于触摸。分别用右手检查左侧乳房、左手检查右侧乳房。触摸时可将示指、中指、环指并拢、伸直,用各指的指腹连带掌侧部分轻柔地触摸，切忌重按。可循乳房的内上、外上、外下、内下顺序依次检查，最后触摸乳晕下的深部组织。触摸完两侧的乳房再用手分别摸一下两侧腋窝有没有肿大的淋巴结。最后，再用拇指和示指挤压乳晕部分看一下乳头是否有液体溢出。在触摸乳房时切莫用手满把抓捏，以免把正常的乳腺组织当成乳腺肿块。正常的乳房摸起来感觉柔软，有弹性，摸不到肿块或者硬结。

(3) 选定时间：乳房自检不必过频，30岁以上的妇女每月1次即可。时间最好选在行经以后的几天里进行。由于乳腺受内分泌影响而随月经周期发生变化，行经后几天乳腺组织相对较薄，易于检查。要防止在月经周期的不同日子里检查，以免因乳腺生理上的改变影响结果。

(4) 配合其他检查：自检过程中，若发现两侧乳房大小、位置不对称时，常提示较大一侧有病变存在的可能，若位置高低不一，应寻找原因。一旦乳房上出现"酒窝"样皮肤凹陷，往往是乳腺癌的早期表现，多因肿瘤周围的组织增生而使皮肤向肿瘤方向牵拉而成。正常的乳头两侧是对称的，若发生一侧乳头移位或下降，或者乳房表面皮肤出现"橘皮样"改变，都可能是早期乳腺癌的表现。如果是近期出现的乳头凹陷，常为乳腺中心癌肿的重要特征。

此外，非怀孕期和非哺乳期出现乳头溢液，往往代表着某种病理状态。出现上述情况应到正规医院进行进一步检查，以便确定各种异常表现的原因以及溢液、肿块的性质。有条件者，可至医院接受每年定期的乳腺影像学检查和定期体检。

75. 乳腺癌排查的一般建议

乳腺癌的排查可早期发现乳腺癌，大大改善乳腺癌的预后。有任何可疑乳腺癌症状的时候，均推荐进行排查，没有症状的患者可参照下图进行排查。

特别需要强调的是对于乳腺癌的高危人群，特别是家族中直系亲属有乳腺癌患者，发病年龄轻，家族中有男性乳腺癌患者，家族中有卵巢癌、输卵管癌、腹膜癌等患者时，需要提前进行排查。目前临床所见年轻乳腺癌患者越来越多，而我国的乳腺癌发病年龄较轻，故而对于高危人群需要更加强调排查的问题。

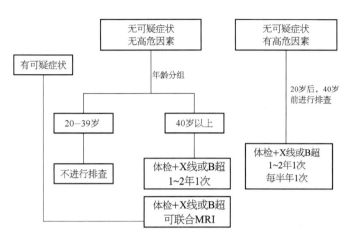

高危因素：家族中有乳腺癌患者；既往有小叶原位癌或中重度不典型增生；既往接受过胸部放疗。

乳房自检：不能提高乳腺癌早期诊断检出率和降低死亡率，但有助于提高妇女防癌意识，绝经前妇女
　　　　　应建议选择月经来潮后7～10天进行。

· 乳腺癌排查建议 ·

食 管 癌

食管癌是我国常见的恶性肿瘤，由于食管位于消化道的"交通要冲"，一旦进展到晚期可能会明显影响患者的生活质量。

食管又是一个深在的器官，无法通过简单的触摸发现异常，下面将告诉您如何通过科学有效的手段早期发现食管癌，什么样的人群需要及早进行食管癌的排查。

76. 食管癌是什么

　　食管是连接咽喉部和胃的管状结构,从里到外由黏膜层、黏膜下层、肌层和浆膜层组成,主要负责将经过咀嚼的食物运送到我们消化吸收的第一站:胃。在运送食物的同时,食管还具有"阀门"的作用。在食管接近胃的位置,有一段区域的压力高于胃内的压力,在生理状况下具有防止胃内的胃酸和内容物反流到食管的作用,如果这一个"阀门"的功能下降或出现问题,就会出现所谓的"胃食管反流"。食管上还具有三个比较狭窄的地方,称为"生理性"狭窄,这三个部位也是食管癌的好发部位。

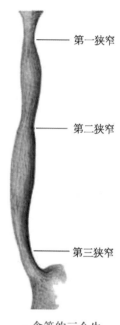

————第一狭窄

————第二狭窄

————第三狭窄

· 食管的三个生理性狭窄 ·

　　食管癌是指原发于食管的上皮来源的恶性肿瘤。这里的关键词有两个,第一个是原发,也就是说肿瘤发生的部位在食管,如果是其余部位发生的肿瘤侵犯了食管或转移到了食管是不可以称为食管癌的;第二个是上皮来源的恶性肿瘤,我们在总论中曾经讲过,只有上皮来源的恶性肿瘤才能够称为"癌",打个比方,如果食管生长出了一个来源于间叶组织的恶性肿瘤,便不叫食管癌,而是叫作食管肉瘤了。

77. 食管癌有哪些症状

　　大家知道,食管的主要功能就是运送经过咀嚼的食物到胃,在食管上有三个比较狭窄的部位,而这三个比较狭窄部位又是食管癌的好发部位,因此,当发生食管癌后,主要的症状就是这条运送食物的通道受阻而引发的。

　　当食管癌处于早期,食管没有被完全堵塞时往往会出现一些"进食哽噎感",吃东西的时候感觉有什么东西挡在食管里面,咽不下去或者是咽不干净。这种症状在吃干的食物时比较容易出现,而吃较为稀薄的食物的时候几乎正常。除了进食哽噎的症状之外,还可能伴有胸部的闷胀不适、疼痛,随着肿瘤的进一步长大,发作逐渐频繁,症状逐渐加重。当肿瘤长大到一定程度,食物几乎无法下咽,同时伴有梗阻部位上方的食管的扩张,此时会出现呕吐的症状,呕吐物多为黏液和泡沫,可以混杂吃进去的食物。

肿瘤发展到后期,还可能出现肿瘤将食管的整个管壁破坏,导致食管穿孔,出现较为剧烈的疼痛等症状。而肿瘤一旦出现周围淋巴结的转移或远处转移之后,则会根据转移部位的不同引发相应的症状。例如转移到锁骨上淋巴结可能会在头颈周围看到或是摸到相应的肿块;转移到纵隔淋巴结压迫喉返神经可能会引起声音嘶哑和饮水呛咳等。

总结一下,食管癌的主要症状是局部堵塞引起的吞咽困难和不适,随肿瘤长大症状逐渐加重,晚期可能会出现周围和远处淋巴结转移引发相应症状。

78. 哪些人容易患食管癌

肿瘤是一种遗传背景上在外界环境因素的作用下出现的"基因病",因此,食管癌的好发人群主要需要考虑这两个方面的原因。

首先看内因,当一个个体的直系亲属有多人患有食管癌,尤其是患病年龄较轻的时候,就需要格外警惕食管癌;当直系亲属中有多人患有其他类型的恶性肿瘤的时候,理论上推测其患恶性肿瘤的概率会更大,也需要提高警戒级别。

其次是外因,主要和一些不良的生活习惯有关。食管是我们食物经过咀嚼后进入胃的通道,所以大部分可能诱发食管癌的不良生活因素都与进食相关。在我国,河南的林州市食管癌发病率非常高,当地甚至有这样的顺口溜"紧噎慢噎,三个半月",也就是出现进食哽噎的症状后,生存期就只有三个半月了。这也从一个侧面反映出了当地食管癌高发的态势。经过多年的研究发现,林州市食管癌高发的重要原因就是当地居民的不良生活习惯。河南林州市地处太行山区,以"红旗渠"闻名于世,当地山区干旱、贫瘠,缺少新鲜蔬菜,当地的居民喜食各种腌菜,长年累月用腌菜下饭、下酒;喜欢饮酒,多为自酿的高度白酒;喜欢进食刚出锅的滚烫食物;由于生活条件不佳,很多食物霉变后仍被使用。以上不良的生活习惯导致食管反复受损和修复,在修复的过程中无形中增加了食管癌变的概率;同时腌制食物中的亚硝酸盐作为致癌因子共同参与肿瘤的发生;在摄入新鲜蔬菜不足的情况下,缺乏维生素、微量元素也可能与食管癌的高发相关。

综上，有食管癌易感基因，同时具有以上不良生活习惯的人群食管癌发病率高。不难看出，食管癌是我们之前所说的"穷癌"，主要与生活条件不佳有关，随着电冰箱的普及，生活水平的不断提高，食管癌的发病率在我国已经呈现出了下降的趋势，并且在城市中的发病率明显低于农村地区。

79. 食管癌是如何诊断的

食管癌的诊断与其他肿瘤类似，分为血液筛查、影像学检查和病理检查三个方面。

血液筛查指的就是肿瘤标志物的检查，由于我国的食管癌多为鳞癌，所以食管癌的患者可能会伴有一些鳞癌相关的肿瘤标志物的变化，最常使用的是"鳞状上皮细胞癌抗原"，即我们常说的SCC。除了鳞癌之外，在胃和食管交界的部位，还可能发生腺癌，因此，腺癌最常使用的标志物"癌胚抗原"，即CEA也可能升高。当然，我们知道肿瘤标志物的升高在诊断食管癌方面提示意义有限，不能仅按照肿瘤标志物的升高与否确定肿瘤的诊断。

影像学检查在食管癌的诊断中有几个方法，最早使用的是钡餐，即通过吞服硫酸钡使得食管的形态在X线下清晰地显影，观察是否有肿瘤组织造成了食管形态的破坏。但这种方法诊断的准确率不高，现已很少应用。目前更多使用的是增强CT的检查，通过CT显像的方法来观察食管局部是否有异常，同时还能够观察到周围淋巴结的情况。在某些情况下还会使用超声检查的方法观察肿瘤侵犯食管的深度，当然，这种超声是必须通过内镜检查完成的，术语叫作"超声内镜"。

病理诊断永远是肿瘤确诊的"金标准"，对食管癌而言，获取病理最便捷的方法就是通过胃镜检查。可能有人会有疑问，为什么食管癌的检查要用胃镜呢？其实，做胃镜的时候必须通过食管，对于食管内病灶的观察，胃镜就可以了，没有专门的"食管镜"检查的。在胃镜下，不仅能够清晰地观察到肿瘤表面的情况，还可以方便地活检，得到肿瘤组织后进行病理检查。

80. 什么叫Barrett食管

医学上有很多疾病是用人的名字来命名的，用来纪念首次发现这个疾病的人，也许这也是许多医学工作者为事业奋斗的动力之一吧。Barrett 食管也是这样，这个疾病是 1950 年由 Norman Barrett 首次提出，1957 年确认，中文经常翻译为"巴雷特食管"。这个疾病越来越受重视的重要原因就是食管腺癌可能在此基础上发生。

正常情况下，人的食管内是有一层细胞覆盖在内层的，这层细胞和我们皮肤的细胞非常相似，都叫作"鳞状细胞"。如果某个人在食管靠近胃的部分出现了鳞状细胞变成柱状细胞（另外一种类型的细胞），就会在胃镜下看到这部分食管的颜色明显异于正常，医学上把这种鳞状上皮被柱状上皮覆盖的食管叫作 Barrett 食管。

关于 Barrett 食管的起源，有两种主要的说法，第一种说法是 Barrett 食管是后天获得性的，主要与反流性食管炎密切相关。另一种说法认为 Barrett 食管是先天性的，在胎儿发育时期，食管的柱状上皮被鳞状上皮替代。

Barrett 食管的诊断依赖于胃镜，一般认为须距食管胃接合部至少有 3 cm 以上处的柱状上皮覆盖，才能称 Barrett 食管。2014 年英国修订指南的时候将这一个标准放宽到了 1 cm。

正因为 Barrett 食管与食管胃接合部的腺癌有关，所以会增加人们的恐慌，其实 Barrett 食管癌变的比例并不高，并且目前是完全可以通过内镜下早期诊断、及时干预、长期监测而将肿瘤的危害降到最低程度。

81. 胃食管反流是怎么回事

我们的胃其实是一个险象丛生之地，为什么这么说？为了消化食物，杀灭可能存在于食物中的细菌等外来微生物，我们胃内的 pH 值非常低，正常情况下在 1 左右。熟悉化学的朋友们知道，这是非常强的酸性环境，我们吃进去的食物在这样的环境中浸泡后会变成食糜，进而很容易被肠道消化。

正常情况下，胃黏膜有其独特的保护机制，在强大的胃酸前泰然自若；肠道有自身分泌的碱性肠液保护，也能和在它上面"酸酸的"胃和平共处；处于胃上方的食管也很安全，因为正常情况下在食管和胃连接的部位有独特的抗反流机制，形成了一个"单向阀门"，食物只能由上向下，无法由下向上。

但是，在病理情况下当食管和胃连接处的单向阀门出现了问题的时候，胃液返回到食管,就称为胃食管反流。由于胃酸的强大酸性会对食管造成明显的腐蚀,而患者也会出现反酸、烧心、呕吐等不适症状,严重者甚至会导致咽炎、吸入性肺炎、哮喘等疾病。

胃食管反流受到重视的重要原因之一就是会引起Barrett食管,上文已经讲述了Barrett食管与食管癌相关,因此从这个角度,胃食管反流也应该受到更多的重视和接受正规的治疗。

82. 食管癌的"癌前病变"有哪些

"癌前病变"顾名思义,就是在发生食管癌之前所出现的病理性改变,从目前大家所公认的疾病来说,食管癌的癌前病变包括以下五种。

(1) 食管炎症:很多食管与胃疾患常并发食管炎症。在食管癌高发区,食管炎症比例较高,且食管炎症、食管上皮增生与食管癌的发病率成正相关。

(2) 食管上皮增生:由于各种刺激物的长期作用,以致引起食管上皮增生和炎症,最后上皮发生癌变,这已被组织病理学及食管上皮增生的流行病学调查所证实。对食管癌旁上皮的研究发现,大多数病例都有上皮增生,并进一步有不同程度的恶性发展。

(3) 食管溃疡:食管溃疡与食管炎症可以互为因果。癌前疾患也常可能并发食管溃疡。食管溃疡虽不多见,但与食管癌的关系更加密切。在早期食管癌中呈现食管黏膜糜烂与浅溃疡者并不少见。

(4) 食管黏膜白斑:在食管癌中并发白斑高于正常者,说明食管癌与食管白斑有一定的关系,但并非十分密切。

(5) 食管瘢痕狭窄:溃疡、慢性炎症、化学灼伤等均可引起食管瘢痕狭窄,但研究较多的是强碱类灼伤引起的食管瘢痕狭窄与食管癌的关系。有研究认为食管狭窄的癌变率比一般人高1 000倍。

83. 诊断食管癌为何要用胃镜

临床工作中我们经常会碰到有人不理解,怀疑或者是诊断食管癌时不愿意做胃镜检查,这里有必要普及一下胃镜检查在食管癌中的重要意义。

首先，需要澄清的是没有所谓的"食管镜"，因为在做胃镜检查的时候食管是必经之路，完全可以满足所有食管相关的检查，所以没有必要单独使用一个所谓的"食管镜"来观察食管的情况。此外，某些食管癌是生长在胃和食管交界的部位，也需要同时观察胃部的情况，因此，在食管癌患者中使用胃镜检查是非常有必要的。

其次，胃镜检查与钡餐、CT等影像学检查相比，有无可比拟的诊断优势。胃镜检查最大的优势就是直观，可以让医生在直视下观察食管黏膜的形态，在此基础上，如果有必要可以采用活检的方法取得病理组织来帮助诊断。如果有需要的话，还可以借助染色剂帮助寻找病变黏膜，借助胃镜上的超声探头，观察食管壁的形态和周围淋巴结的情况，当然，也可以通过超声引导进行淋巴结的穿刺活检以取得组织确定诊断。

最后，很多人惧怕胃镜检查所带来的不适。的确，胃镜检查需要将一个软管通过口腔伸入食管和胃部，客观上会有一些不舒服。但是，目前很多医院的内镜中心都开展了无痛胃镜的业务，只要静脉使用一些麻醉药物，就可以很舒服地完成胃镜检查。

84. 食管癌排查的一般建议

由于食管癌在欧美的发病率相对偏低，因此在2016年的美国指南中，对于食管癌的筛查仍无确定的建议方案。而我国的食管癌发病与欧美不同，尤其在食管癌的高发地区发病率偏高，因此，有必要加强排查以尽量在早期发现肿瘤。根据2012年我国制定的《食管癌规范化诊治指南》，对于"拟诊"食管癌的患者，推荐进行肿瘤标志物检查、影像学检查以及组织或病理学诊断确定是否存在食管癌，对于确定诊断的按照标准治疗方法进行后续治疗；对于确定排除的继续进行随访。综合食管癌的高危人群以及症状特点，建议如下。

(1) 对于出现可疑食管癌症状的人群，无论年龄、性别和家族史如何，均建议做食管癌的筛查。

(2) 对于没有任何相关症状的人群，如果有高危因素 (年龄 > 40岁，消化道肿瘤家族史、不良生活习惯、癌前病变)，均建议行食管癌筛查，之后根据筛查的结果确定后续的随访方案。

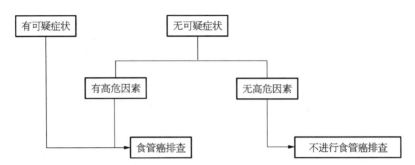

高危因素包括：年龄＞40岁,有食管癌或消化道肿瘤家族史,不良生活习惯,既往有食管癌相关的癌前病变。

食管癌排查项目:一般病史及体格检查,血液肿瘤标志物,胃镜检查,影像学检查(钡餐或CT等,根据患者具体情况选用)。

· 食管癌排查建议 ·

肝　癌

乙型肝炎在我国流传甚广，而在肝炎病毒感染基础上继发的肝癌也是具有"中国特色"的常见恶性肿瘤。肝癌还具有家族聚集性的特征，往往会一个家族中多人发病，其原因与肝炎病毒的感染以及生活习惯息息相关。

如果感染了肝炎病毒，如何早期排查肝癌？肝癌会传染吗？与肝癌患者日常接触有风险吗？甲胎蛋白升高就是肝癌吗？肝癌一定要做穿刺吗？

85. 肝癌是什么

狭义的肝癌在医学上特指原发于肝脏的,上皮来源的恶性肿瘤,听起来有点拗口,其实里面有两层关键含义。第一,必须是肝脏本身"土生土长"的肿瘤,其他地方来的不算;第二,必须是上皮来源的恶性肿瘤,非上皮来源的不算。

实际生活中,老百姓经常会弄不清原发和首先发现的问题。笔者曾经接诊了一个首先发现肝脏占位而就医的患者,经过医生系统检查后发现肝脏的肿瘤并非原发于肝脏,而是肠癌转移而来。因此,为这名患者制订了针对肠癌的治疗方案。但患者和家属非常不理解,他们根深蒂固地认为自己生的是肝癌,四处寻找肝脏外科医生,希望手术治疗,辗转到了笔者所在的医院。其实他就是典型的转移性肝癌,而非原发性肝癌。后来笔者跟他们打比方,笔者告诉他们,判断肿瘤的性质就像是看人种,如果一个中国人成年后到了美国,虽然他生活在美国,但是从人种上来看,他还是黄种人。

除了原发部位之外,组织来源也至关重要。虽然上皮来源的"癌"占了肝脏原发肿瘤的绝大多数,但是仍然有少数原发于肝脏的,非上皮来源的恶性肿瘤,如肉瘤、神经内分泌肿瘤等,这些肿瘤的治疗与原发性肝癌截然不同,不可一概而论。

另外,我们一般所说的肝癌都是指肝细胞来源的恶性肿瘤。肝脏内除了肝细胞上皮之外,还有丰富的胆管上皮。胆管上皮来源的,原发于肝脏的恶性肿瘤称之为肝内胆管细胞癌,严格地说也不属于狭义肝癌的范畴,本章节主要讨论肝脏原发的,肝细胞来源的狭义肝癌。

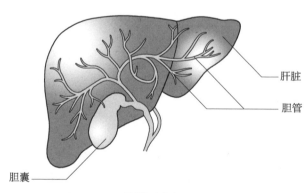

·肝脏示意图·

86. 肝癌有哪些症状

在中国,肝癌绝大多数是在肝炎、肝硬化的基础上出现的,因此肝癌的症状一方面是肿瘤相关的症状,另一方面是肝硬化相关的症状,我们分别简要说明。

首先是肝炎、肝硬化的症状。我国是乙肝大国,既往大约1/10的人群感染乙肝病毒,随着乙肝疫苗的接种,感染的比例逐渐下降,但仍然积累了大量的肝炎患者。乙肝患者的症状主要是肝炎病毒损伤肝脏引起的转氨酶升高、黄疸、厌油、肝区疼痛等,严重者还可以伴有反复发热的表现。当乙肝病毒反复损伤肝脏,受损的肝细胞在反复修复的过程中出现了肝脏不可逆的纤维化,久而久之就形成了肝硬化。肝硬化早期肝功能尚能够代偿,患者自我感觉尚可;随着疾病的进展,肝硬化进展到了失代偿期,就会出现门脉高压、腹水、凝血功能异常等问题,临床上表现为脾脏肿大、血常规异常(白细胞、血小板、红细胞减少)、凝血功能异常(凝血酶原时间延长)、腹水、出血(食管胃底静脉曲张等表现),当肝功能异常明显时患者会出现眼黄、尿黄等黄疸的表现。

在肝硬化的基础上,肝细胞生长失去控制,进展为肝癌后,早期患者不会有特殊的感觉,随着肿瘤的不断生长,对周围的器官造成压迫,累及门静脉系统,甚至出现远处转移后就会表现为肝脏肿大、疼痛、腹水加重等表现。

另外,绝大多数肝癌患者的甲胎蛋白会有比较明显的升高,因此在慢性肝炎的患者中定期监测甲胎蛋白的变化非常重要。

87. 哪些人容易患肝癌

刚才说到我国的肝癌多继发于慢性肝炎病毒感染,毫无疑问,乙肝病毒感染的人群更容易患病。除了我国最常见的乙肝病毒之外,在欧美国家更为多见的丙肝病毒感染是肝癌的另一个常见病因。

目前在肝炎病毒为何会导致肝癌的问题上医学界已进行了较为深入的研究。首先,肝炎病毒本身会整合入肝细胞的DNA中,引发DNA的异常复制,导致肝癌高发。其次,肝炎病毒所导致的肝脏细胞不断损伤、修复的过程增加了细胞遗传基因出错的机会,从而导致肝癌高发。研究数据表明,慢性乙肝病毒感染后,发生肝癌的危险性增高200倍。

除肝炎病毒外,黄曲霉素是另一个引起肝癌的高危因素。黄曲霉素是黄曲霉菌产生的对肝脏具有强烈毒性的毒素,其中更以黄曲霉素B_1为甚。流行病学研究发现,我国的南方部分地区肝癌高发,这些地区的黄曲霉素污染食物也非常普遍。黄曲霉菌适合在高温、高湿的环境中生长,一些谷物容易被黄曲霉素污染,例如花生、大豆、玉米、大米、小麦等,动物实验表明,用我国肝癌高发地区黄曲霉素污染的谷物饲养动物,半年后80%的动物会发生肝癌。生活在流行地区并长期使用被污染食物后肝癌的发生率明显升高。

除肝炎病毒外,大量乙醇(酒精)摄入导致的酒精性肝硬化人群的肝癌的发病率也明显升高。另外,肝癌还和饮用被化学致癌物和某些水藻污染的水源有关。家族中有肝癌患者的人群,其肝癌发病率也略高于普通人群。

在肝癌的防治上,我国曾提出了"改水防霉防肝炎"的七字方针,在预防肝癌过程中具有非常好的实用价值。

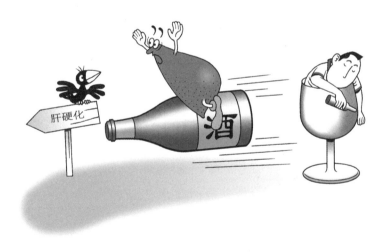

·肝癌与大量饮酒相关·

88. 肝癌会遗传吗

在临床实践中,我们常常碰到一个家庭中父母、兄弟姐妹多人先后患肝癌的情况,相信读者也有类似的社会经验,似乎肝癌是可以遗传的。实际情况其实并非如此简单。

首先，不可否认的是，肝癌具有一定的遗传倾向，直系亲属患病的人群肝癌发病率的确高于普通人群。在同一个家族的数代中有多个肝癌患者，其家族人群患肝癌可能性明显高于普通人群。家族中肝癌患者人数越多，发病年龄越低，肝癌遗传易感程度也随之增加，而肝癌高发家族中，一级亲属则是肝癌的高危人群。肝癌遗传流行病学调查表明，在肝癌高发家族中，同居亲属的肝癌发病率超过非同居亲属；父患肝癌的子代患癌率为29.3%，而母患肝癌的子代患癌率为41.7%；在一级亲属中患癌的危险性又以同胞为高。

但我们不得不说的是，肝癌的这种家族聚集性并非传统意义上的遗传病，具有明确的遗传基因，并且发病的概率恒定。目前为止，肝癌的遗传基因仍旧不清楚，其发病涉及多基因、多步骤，亲代和子代的发病与携带某个基因无必然的关系。

而肝癌与肝炎病毒感染、饮食因素相关的特性也从某种程度上混淆了视听，由于同一个家族亲代和子代之间可能垂直传播乙肝病毒，饮食和生活习惯相近，被环境中的致癌因素侵袭的概率相似，造成了家族中肝癌容易聚集的现象，但这种聚集并非肝癌直接遗传所致。

因此，肝癌并不是所谓的"遗传病"，家族中有人患病也不必过分担心，只要提高警惕，避免"伤肝"的不良生活习惯，正确干预病毒感染，肝癌也是可防可治的。

89. 肝癌会传染吗

如果看了之前的介绍，相信大家已经有了一个基本的概念，那就是"肿瘤不传染"，肝癌也不例外。肝癌细胞本身无法从一个人的体内跑到另一个人体内并且生长壮大成为肝癌，这一点是医学界的共识，目前还没有任何的基础研究、临床研究和流行病学调查发现肝癌在人体中互相传播。

但是，肝癌与其他肿瘤有不同之处，那就是肝炎病毒的感染与肝癌的发病有非常密切的关系，而肝炎病毒是可以传染的。从这个角度来说，虽然肝癌不传染，但肝癌患者（在我国多数为乙肝病毒感染者）一旦体内存在肝炎病毒，是可以传染给他人的。

与肝癌相关的病毒主要是乙肝病毒和丙肝病毒，这两个病毒都是经过血液传播的病毒,其传播方式包括经血液传播、垂直传播和性传播。

血液传播的方式主要见于输注了病毒感染者的血液制品,这种情况随着我国无偿献血的强制执行以及检测水平的提高,在临床上已经比较少见了。另外,公用注射器针头或针头消毒不严格也可能引起肝炎病毒传播,目前一次性针头的强制使用也基本解决了医源性感染的问题。剩余的血液传播主要是吸毒者公用针头所致。

垂直传播是母亲在生产时将病毒传染给了孩子,这种情况是我国家族性乙肝聚集的主要原因。目前随着国家推行肝炎疫苗的接种,也将这种传播阻断在了萌芽阶段,预计未来家族聚集的乙肝患者人群将越来越少。

最后是性传播,主要见于和肝炎患者发生无保护的性行为,也可以传染肝炎病毒。

综上所述,肝癌不直接传染,但是引起肝癌的肝炎病毒却具备一定的传染性。认识肝炎病毒,学会如何避免肝炎病毒的传染是预防肝癌的最有效途径。

90. 肝癌是如何诊断的

肝癌患者的诊断主要依赖三个手段,第一是血液中的甲胎蛋白检测;第二是针对肝癌的影像学检查;第三是病理检查。

甲胎蛋白是目前在临床上所使用的肿瘤标志物中敏感性和特异性最好的指标,在肝癌患者中,大约80%的人都会有甲胎蛋白的升高,因此在肝癌的高危人群中定期监测甲胎蛋白,一旦发现可疑升高尽快进行复查随访或进行进一步的影像学检查能够增加早期肝癌的检出。目前对于有肝炎、肝硬化的人群,一般建议每3～6个月就要进行一次甲胎蛋白的检查。

第二个手段是影像学检查。影像学检查包括肝脏B超、CT和磁共振,这三个检查手段在肝癌的诊断中各具优势,通过定期的监测和灵活运用,可以检出绝大多数早期的肝癌,为早期治疗做好准备。

而在其他肿瘤诊断中非常强调的"金标准"——病理检查,在肝癌的诊断中其意义并不像在其他肿瘤诊断中那么重要。目前,根据我国的肝癌诊治指南,肝癌是可以在没有病理诊断的情况下通过甲胎蛋白和典型的影像学检查确诊并进行后续治疗的。在甲胎蛋白和影像学诊断有困难的时候才考虑穿刺活检明确病理诊断。

91. 肝炎病毒与肝癌

肝炎病毒在我国可谓是"臭名昭著",其原因就在于肝炎病毒可以引起肝硬化、肝癌,并且肝炎病毒具有一定的传染性,容易引起人们的恐慌。这里我们就来说一说肝炎病毒。

人类的肝炎病毒分为甲、乙、丙、丁、戊五种类型。其中,甲肝和戊肝是通过消化道传播的,一般不会慢性化,患病后表现为急性肝炎,治愈后不会对肝脏产生慢性的损害,与肝癌无关。剩下的三种病毒都是通过血液传播的,乙肝和丙肝是最常见的慢性肝炎病毒,其中乙肝的流行较丙肝更为广泛,而丁肝在肝炎患者中携带的比例最低,由于丁肝病毒无法独立生存,一般都是和乙肝共同感染的。以上三种血液传播的病毒感染均可能引起肝癌。

由于甲肝和戊肝通过消化道传播,因此容易在人群中广泛传播,日常接触不慎可以感染病毒,因此一旦有患者感染后必须进行适当的隔离。例如1988年上海甲肝大流行,共造成了29万人患病,就是因为甲肝病毒污染了毛蚶,而上海居民习惯生食毛蚶,病毒无法灭活,通过被甲肝病毒感染的毛蚶在人群中造成了广泛的流行。

乙肝病毒是感染最为广泛的肝炎病毒,为了减轻其危害,医学界已经成功研制出了预防乙肝病毒感染的疫苗。我国已经对新生儿进行了强制免疫,分别在出生时、1月龄和6月龄进行3次乙肝疫苗的接种。

而丙肝由于病毒的特殊性(RNA病毒),到目前为止还没有成功研制出相关疫苗,丁肝也没有疫苗问世,主要依靠加强血制品的管理和检测、避免医源性感染方面来减少丙肝和丁肝病毒的感染。

从预防肝癌的角度,对于正常人应该按计划免疫,尽量避免感染慢性肝炎病毒;对于已感染慢性肝炎病毒的人群,应该提高警惕,加强排查,一旦发生肝癌早期干预争取治愈。

92. 甲胎蛋白:排查肝癌的有效手段

甲胎蛋白(AFP)是胎儿时期肝脏分泌的蛋白质,在胎儿13周时甲胎蛋白占血浆蛋白总量的1/3。在妊娠第30周达到最高峰，以后逐渐下降。出生时血浆中浓度为高峰期的1%左右，在周岁时接近成人水平（低于30 μg/L）。

正常成人体内甲胎蛋白含量低，而肝癌细胞大多数（80%）能够分泌甲胎蛋白，因而可以作为肝癌的肿瘤标志物。但是，某些非肝癌的情况下也可能有甲胎蛋白的轻度升高，包括肝炎活动期、女性妊娠以及生殖系统来源的恶性肿瘤。在肝炎活动期，肝脏细胞不断受损并再生，在此过程中血液中的甲胎蛋白含量可轻度升高。在女性妊娠的时候，由于胎儿肝脏分泌的甲胎蛋白经过母体代谢，在血液中也可以检测到异常升高的甲胎蛋白。另外，一些生殖系统来源的恶性肿瘤，例如精原细胞瘤、恶性畸胎瘤等疾病也可以造成甲胎蛋白的升高。因此，在通过甲胎蛋白的升高判断是否存在肝癌可能的时候，一定要注意排除以上可能引起甲胎蛋白升高的情况。

在肝癌的排查中，甲胎蛋白是重要的客观检验指标，如果异常升高需要特别警惕肝癌的发生。另外在肝癌的相对"高危"人群中，例如慢性肝炎和肝硬化人群，建议定期复查甲胎蛋白，并且频率要高于一般的体检。

最后需要提醒的是虽然甲胎蛋白是目前公认的肝癌诊断中敏感性和特异性最好的指标，但其敏感性和特异性均不能做到100%，因此甲胎蛋白升高不能诊断肝癌，甲胎蛋白正常不能排除肝癌，在进行肝癌的排查时甲胎蛋白的指标一定要结合病史、体格检查、其他检查项目和医生的综合判断。

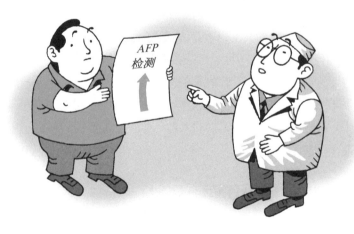

·AFP升高须警惕肝癌·

93. B超、CT和MRI：排查肝癌怎么选

在肝癌的排查中,这三项检查都是非常好的手段,具体在临床应用时医生会综合考虑患者的情况和这几项检查的特点进行选取。

B超检查无创、方便、经济,对于肝脏的显影比较清晰,是肝癌排查最常用的手段,但是B超检查的缺点是结果主观性较强,对肝癌的检出情况与不同医生的水平密切相关。另外,B超检查对于判断肝脏可疑病灶的血液供应情况比较困难,一般的超声检查无法观察,而超声造影的检查目前应用还不够广泛。

CT检查较B超检查而言,其优点在于图像客观,方便不同医生和医院之间观察;可以清楚地显示不同区域肝脏血液的供应,对于判断肝脏是否有占位以及占位的具体性质有帮助。但CT检查的缺点在于有一定的放射性,价格比较昂贵,不适合短期多次反复检查。

MRI除了具备CT的优点之外,还能够有更丰富的成像方法,更加有助于判断肝脏是否有占位以及占位的具体性质,并且没有放射性。但其缺点在于检查时间较长,图像分辨率略逊于CT,部分患者无法进行(有金属植入物、起搏器患者)。

在临床上,B超是最常用的排查肝癌的手段,如果超声检查明确没有看到占位性病变,肝癌的可能基本排除;如果超声检查发现病灶,但不能准确判断病灶性质的时候,可以考虑进行进一步的CT或MRI检查。具体选择CT还是MRI可以根据患者的具体情况灵活掌握。

94. 肝癌排查的一般建议

肝癌的常规监测筛查指标是甲胎蛋白联合超声。

肝癌的高危人群是指35岁以上,有明确的慢性肝炎病史或肝炎病毒血清学标志物阳性的人群,此人群中肝癌的发生率为自然人群的34.5倍。一般而言,肝癌的发病率男性是女性的3倍,因此对男性的排查更为积极。根据肝癌发病的特点,排查起始于35～40岁(女性45～50岁),终于65岁。建议如下。

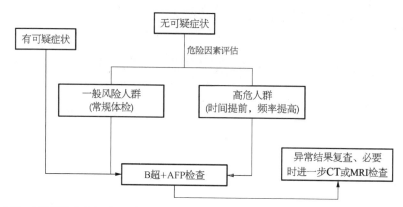

高危人群：有慢性肝炎病史，或乙、丙肝炎血清学标志物阳性，男性 (35岁以上)，女性45岁以上。

可疑症状：腹胀、肝区疼痛、纳差、眼黄、尿黄、消瘦。

高危人群建议每3～6个月行AFP+B超检查，一般风险人群每年1次体检常规B超。

·肝癌排查建议·

宫 颈 癌

宫颈癌是育龄妇女重要的癌种,在进行常规体检时已婚妇女几乎均会做宫颈刮片来早期排查宫颈癌。但是,在对宫颈癌的认识中还有很多误区。宫颈糜烂是病吗?宫颈癌疫苗真的有用吗?HPV感染就一定会得宫颈癌吗?巴氏分级是什么?这部分内容将帮助您解决这些疑问。

95. 宫颈癌是什么

子宫颈是女性子宫的开口,子宫借此与阴道相连,由于子宫颈所处的位置特殊,且覆盖在此处的上皮细胞随生理期不断变化,因此容易发生恶变,形成宫颈癌。

我们知道,子宫是胎儿生长的地方,也是女性在具备生育功能的时候产生月经的器官。正常情况下,子宫位于女性的盆腔之中,其前方是膀胱,后方是直肠,随着膀胱的充盈程度不同,子宫的位置可以略有变化。在女性的一生中,子宫的大小和形态也在不同年龄段不一样,幼儿的时候子宫颈相对较长,而成年后宫体相对较大。从解剖学上,子宫可以分底、体、峡、颈四个部分,子宫内部覆盖了一层子宫内膜。随着生理周期激素水平的变化,子宫内膜周期性地增生和脱落,形成了女性的月经,而与此同时子宫颈所覆盖的上皮也呈周期性的变化,子宫颈的柱状上皮和鳞状上皮交替覆盖子宫颈靠内的部位。

由于子宫颈的解剖学位置比较特殊,在临床上妇科医生可以方便地通过引导直视下观察到子宫颈的形态变化和进行相应的刮片、活检等检查,所以宫颈癌是相对而言容易发现和诊断的疾病。此外,子宫颈一旦癌变后会有出血等临床症状,只要有足够的警惕,也是比较容易早期发现的。

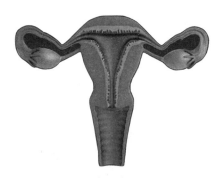

·子宫示意图·

96. 宫颈癌有哪些症状

子宫颈位于子宫和阴道交界的部位,是女性生殖系统内外相连的"交通要冲"，一旦发生恶变，常常会出现比较容易被发现和感知的症状，发出癌症的"早期信号"。一般而言，宫颈癌有三大症状，分别是阴道出血、分泌物增多以及进展和转移引起的症状。

阴道出血是宫颈癌最常见的症状，年轻患者常表现为"接触性出血"，所谓接触性出血就是发生在性生活、妇科检查之后的出血，有些情况下也可以表现为用力排便后的阴道出血。出血量的多少与病灶大小和血管的丰富程度有关。早期的出血量往往较少，表现为点状出血、白带中带有血丝；晚期病灶较大表现为大量出血，一旦侵蚀较大血管可能引起致命性大出血。年轻患者的出血有时会被误认为是经期延长或者经量增多，而老年患者常出现绝经后不规则阴道流血。

阴道分泌物增多也是宫颈癌的常见症状，由于子宫颈恶变后局部组织破溃、出血，常导致阴道分泌物增多。如果不伴有大量组织坏死或者感染时，分泌物可以是白色，或血性，稀薄如水样或米汤样，较一般的分泌物有较明显的腥臭味。如果癌组织破溃、组织坏死并继发感染时，可能有大量脓性或米汤样恶臭白带排出。

如果宫颈癌早期没有被发现，逐渐进展将会侵犯周围的器官并出现远处转移，出现相应的症状。子宫颈前方是膀胱，后方是直肠，局部的侵犯可能会导致大小便的异常，例如尿频、尿急、排便困难等；转移到周围淋巴结可能会引起下肢肿胀等回流障碍的症状；转移到远隔器官将会引起相应的临床症状，例如形成腹水或胸水时将会导致腹胀、胸闷、气急等。

97. 哪些人容易患宫颈癌

既往的流行病学发现，宫颈癌的发病似乎与性生活时间早、性伴侣多等因素相关，所以人们对于宫颈癌似乎有一种偏见，认为这种疾病是一种"性病"，患病者有种抬不起头来的感觉。

的确，不可否认的是宫颈癌的发病与上述社会因素相关，但这只是表面现象，导致宫颈癌发病的罪魁祸首其实是人乳头瘤病毒(HPV)。这个病毒在自然界中广泛存在，处于性活跃期的妇女非常容易感染，大约80%的女性都感染过HPV。感染HPV的主要途径是性接触，但实际上，非性接触的途径也可以感染。医学界已经有明确的证据证明在儿童和处女中也存在HPV的感染。所以，HPV 感染并不是什么"见不得人"的事，感染者不必觉得低人一等，感染 HPV 就像是生了一场感冒一样，没什么大不了的。

言归正传，哪些人群是 HPV 的高危人群呢？当然，HPV 感染的人群首当其冲。刚才也提到了，人群中 HPV 感染相当普遍，但感染后大多数会自发地清除，少数持续感染（5% ～ 10%）的患者才是宫颈癌的高危人群。而 HPV 的感染与否与性生活的活跃程度有关，一般而言，性生活越早、越频繁、伴侣越多的人群感染的可能性会越大。

此外，年龄也是宫颈癌的危险因素，目前认为宫颈癌高发于 35 ～ 59 岁的人群，年龄过小或过大的人群都不容易患病，因此从宫颈癌的排查角度年龄小于 21 岁和年龄大于 65 岁都不建议排查。

第三类容易发病的人群是免疫缺陷的人群。包括某些先天性的免疫缺陷病或是后天感染人类免疫缺陷病毒（即艾滋病病毒，HIV）导致的免疫缺陷人群，宫颈癌的发生率都高于一般人群。

98. 宫颈癌是如何诊断的

宫颈癌的诊断主要依靠临床表现、医生的体检和客观检查结果，这里分别进行说明。

临床表现可能是宫颈癌的预警信号（例如早期的接触性出血），也可能是宫颈癌的晚期表现（例如晚期宫颈癌压迫膀胱、直肠造成相应的症状），在宫颈癌的诊断中起到提示性的作用，如果有相应的症状，会提醒患者去医院检查，或者提醒重点关注子宫颈的病变。在宫颈癌的排查中，早期的症状格外重要，如果出现需及时就医。

医生的体检是宫颈癌诊断中不可缺少的部分，妇科医生通过肉眼直视或通过阴道镜检查可以直接观察到子宫颈的外形、是否有出血等信息，必要时进行宫颈刮片或者活检进行病理学诊断。

客观的检验和检查结果是宫颈癌诊断的最重要指标，最常用的是宫颈刮片和宫颈活检。宫颈刮片是在子宫颈鳞状上皮和柱状上皮不断交替的"移行区"，使用特制的"刮板"，刮取子宫颈的少量细胞，涂在玻璃片上进行染色后观察。虽然宫颈刮片简便易行，但容易出现细胞聚集成对，不便观察的问题。目前逐渐出现了用液基细胞的方法取代传统的涂片，通过得到更加清晰的镜下图像而提高诊断的准确性。但后者的成本较传统涂片更高，需要特殊的仪器设备。

子宫颈组织病理检查仍旧是宫颈癌诊断的"金标准"。获取组织的方法可以是通过各种途径的活检（例如阴道镜下活检），也可以是通过直接手术切除取得病理（例如宫颈锥切）。

99. 什么叫作"巴氏分级"

巴氏分级是宫颈癌筛查中非常重要的指标，其意义在于通过相对客观的指标来区分宫颈癌风险的高低，指导临床医生和患者及时对早期的病变进行干预，避免进展为晚期的肿瘤。

在实际操作中，巴氏分级由妇科医生从被检查者的子宫颈鳞状上皮和柱状上皮交界处（最易发生宫颈癌的部位）刮取细胞和分泌物，涂抹在玻璃片上，然后由病理科医生确定分级。巴氏分级具体而言是这样规定的。

巴氏Ⅰ级：完全正常。

巴氏Ⅱ级：多见于绝经后或育龄伴有宫颈炎症者，指个别细胞核异质明显，但不支持恶性。

巴氏Ⅲ级：可疑癌，需马上做进一步确诊，大约有10%的概率向癌症发展。

巴氏Ⅳ级：重度可疑癌，全面检查。

巴氏Ⅴ级：确定癌。

可以看出，虽然巴氏分级有具体的标准，但是这些标准如何把握并无明确的细化和客观指标，对于出具报告医生的主观依赖性较强。目前，这个标准逐渐被更加客观的TBS (the Bethesda system) 检查所取代。

100. "宫颈糜烂"不是病

经常有女性拿着"宫颈糜烂"的诊断结果求医问药，进行各种治疗。实际上，在医学界，"宫颈糜烂"这一错误的诊断已经被大家逐渐摒弃，所谓的"宫颈糜烂"不是病！

正常情况下，在子宫颈的部位所覆盖的上皮类型会随着体内激素水平变化而变化。在幼儿和老年时期，雌激素水平低，多数是由鳞状上皮覆盖，显得比较光滑；在成年女性，雌激素水平高，原本在子宫内部的柱状上皮自内而外地"占领"一部分鳞状上皮覆盖的部位，从外观上看起来似乎有所谓的"糜烂"。

在2008年以前，国内的妇产科教科书还把"宫颈糜烂"作为一种疾病进行描述、分级，甚至谈到治疗。但实际上国外的教科书上根本没有所谓的"宫颈糜烂"的诊断。随着国内对这一问题认识的逐渐清晰，教科书已经删除了"宫颈糜烂"的描述，既往所谓的"宫颈糜烂"其实是正常的生理现象。

下面这张图片所示的箭头部位就是子宫颈的鳞状上皮和柱状上皮随着激素水平不同而你来我往的"交界地带"，专业上称之为"鳞柱交接区"，也是既往容易被误会的所谓"宫颈糜烂"的部位。当然，这个部位也是宫颈癌容易出现的部位和医生进行宫颈癌筛查时所选取的宫颈刮片部位。

最后，这里特别需要提醒大家的是某些不良的机构明知"宫颈糜烂不是病"，还打着所谓"宫颈糜烂"的幌子给正常人群进行许多过度治疗，令人愤慨！请读者擦亮眼睛，切勿上当受骗！

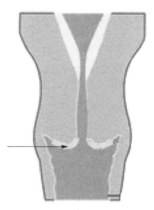

·宫颈糜烂易发生的部位·

101. HPV感染与宫颈癌

HPV的中文名称是人乳头瘤病毒，是在自然界广泛存在的、人群中广泛感染的病毒。在正常人群中，HPV的感染比例可以达到一半左右，而处于性活跃年龄的人群，感染率更是高达80%。HPV感染不仅可以引起大家闻之色变的宫颈癌、喉癌等恶性疾病,还与生殖系统的尖锐湿疣、皮肤黏膜的寻常疣、扁平疣、跖疣等良性疾病相关。

HPV的种类繁多,目前已知的已经有150多种亚型,其中绝大多数属于低危病毒,仅可引起皮肤黏膜的良性病变,而高危HPV和少数的中间型HPV才可能引起恶性肿瘤。大约27种HPV有潜在的致癌性,其中最常见的是HPV6、11、16、18、31、33、35、38等8个亚型,是引起肛门外生殖器尖锐湿疣和子宫颈病变(包括宫颈癌)的主要HPV亚型。

根据临床的统计数据,大约90%的宫颈癌患者有HPV感染,其中HPV16是最常见的亚型,占40%～60%,而HPV18的感染率次之,为10%～20%。在我国,HPV感染最常见的类型是HPV16和HPV18。

虽然HPV感染与宫颈癌的发病密切相关,但并不是只要感染HPV就会导致宫颈癌。在临床上,绝大多数患者感染HPV后都可以自行消退,只有5%～10%发展为持续慢性感染,仅有2%～3%的HPV感染者最终发展为宫颈癌。

因此,感染HPV后不必过度恐慌和频繁复查,按时进行宫颈刮片检查,必要时结合病毒复查就足以早期发现和完全治愈宫颈癌了。

102. 宫颈癌疫苗真的有用

2016年7月,国际制药公司葛兰素史克宣布旗下人乳头状瘤病毒(HPV)二价疫苗获得中国国家食品药品监督管理总局的上市许可,并于2017年上半年正式在国内上市。至此,中国内地没有预防HPV感染的疫苗,许多年轻女性奔赴香港注射疫苗终于成为历史!这里向大家简单介绍关于宫颈癌疫苗的故事。

我们已经知道,HPV感染是宫颈癌重要的致病因素,因此,如果能够预防HPV感染,宫颈癌的发病率就会明显下降。幸运的是,预防HPV感染的疫苗于2006年在美国上市,推荐用于10～14岁儿童接种。HPV疫苗不仅适用于女性,也适用于男性,可用于宫颈癌、外阴癌、肛门癌及阴道癌等癌症的预防,也可用于预防肛门癌及生殖器疣等疾病,是人类历史上首个"癌症疫苗"。而在HPV疫苗上市的背后,有我国科学家周健所做出的杰出贡献,他成功地在体外合成了HPV为研制HPV疫苗奠定了基础。

除了我国批准上市的二价 (HPV 16、18) 疫苗之外,还有四价疫苗 (HPV 16、18、6、11) 和九价疫苗 (HPV 16、18、6、11、31、33、45、52、58) ,后两者目前在我国大陆尚未上市,相关的临床研究正在紧锣密鼓地进行中。随着价数的增多,覆盖的病毒范围将越广泛,预防感染的比例也越高。

需要指出的是,HPV疫苗仅用于预防HPV感染,对已感染的人群是无效的,因此,主要用于儿童注射。对于已经感染HPV的成年人其预防作用明显下降。

103. 宫颈癌排查的一般建议

宫颈癌的排查在预防宫颈癌中起到非常重要的作用,根据美国的数据统计,随着宫颈癌筛查的普遍应用,1975年美国的宫颈癌发病率为每10万女性14.8例,到了2011年,这一数字降到了6.7例;死亡率也从每10万女性5.55例降到了2.3例。

基于多年的筛查数据,2016年1月,美国妇产科医师协会发布了新版的宫颈癌筛查和预防指南,我国目前尚无专门的针对宫颈癌筛查的指南,参照美国的指南,给出如下建议。

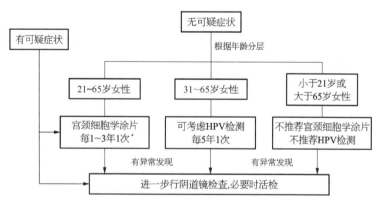

高危人群应该增加筛查频率,包括HIV感染、免疫缺陷病、子宫内己烯雌酚暴露史、既往有宫颈癌前病变或其他肿瘤病史。
初始筛查可每年1次,连续3年涂片阴性可延长至每3年1次。

·宫颈癌排查建议·

胰　腺　癌

　　胰腺癌被认为是"癌中之王"，其手术率低、全身治疗方案少、预后差。而手术率低的主要原因是发现困难。

　　如果知晓什么样的患者是胰腺癌的高危人群、胰腺癌的早期症状有哪些、胰腺癌是如何诊断的、用什么样的检查方法早期发现胰腺癌，那么必定会有更高比例的患者得以早期发现而接受手术治疗，预后可大大改观，胰腺癌"癌中之王"的帽子也许就会戴得不是那么稳当了。

104. 胰腺癌是什么

顾名思义,胰腺癌就是指发生于胰腺的癌症。首先,狭义的胰腺癌必须是指来源于胰腺本身的癌症,而不包括原发于其他部位,然后转移到胰腺的癌症;其次,胰腺癌的定义必须是上皮来源的恶性肿瘤,即"癌",而不包括间叶组织来源的恶性肿瘤。

胰腺是人体内非常重要的消化器官和内分泌器官,从消化器官的角度,胰腺可以分泌胰酶来消化脂肪,即胰腺的"外分泌"功能,人们很早就知道动物的胰腺可以用于洗去油脂。在华北灵寿地区,每年冬季杀猪之后,许多人家都会将猪胰取出,采用特殊工艺制成"猪胰子皂",代替香皂来洗手、沐浴。从"内分泌"的角度,胰腺可以分泌胰岛素,后者的缺乏或功能异常就会引起大家都非常熟悉的糖尿病。

为了满足胰腺的"外分泌"功能,胰腺的内部有一套类似于水管的系统,位于胰腺的中央,与胰腺的长轴平行,医学上称为胰腺的"导管",而胰腺癌正是发生于胰腺导管的癌症。当胰腺癌堵塞导管后就会造成后方的胰腺出现类似于胰腺炎的表现。除了堵塞胰腺本身的导管之外,胰腺还与胆管、十二指肠的解剖关系非常密切,当胰腺的肿瘤堵塞相应部位后,就会出现黄疸、肠梗阻等表现。

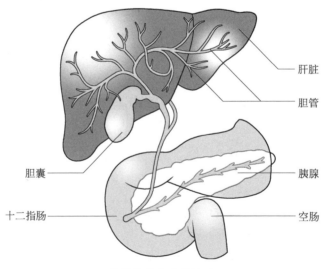

肝脏

胆管

胆囊

胰腺

十二指肠

空肠

·胰腺结构和毗邻关系·

由于胰腺的解剖部位比较特殊，周围毗邻的器官和血管、胆管结构复杂且重要，导致胰腺癌的手术难度非常大，目前，经典的"胰十二指肠联合切除术"仍是普外科领域最大的手术。

在胰腺原发的恶性肿瘤除了最常见的胰腺癌之外，还有胰腺神经内分泌肿瘤、恶性程度相对偏低的导管内乳头状瘤 (IPMN)、浆液性囊腺瘤、黏液性囊腺瘤、实性假乳头状瘤等，限于篇幅关系，本章节主要讨论胰腺导管上皮来源的胰腺癌。

105. 胰腺癌有哪些症状

胰腺癌的症状与肿瘤的部位、大小以及对周围器官的影响均有关系，胰腺从解剖位置上可以分为胰头、胰颈、胰体尾，相应部位的肿瘤常常简称为胰头癌、胰体尾癌等。总体而言，由于胰腺是一个消化器官，同时具有内分泌的功能，由胰腺癌引起的症状主要集中在消化系统和内分泌系统。

(1) 腹痛：腹痛是胰腺癌的主要症状，疼痛的部位主要在中腹部或者左上腹、右上腹，也可以出现全腹部或者下腹部，并可以向肩背部放射。部分胰腺癌的患者在躺下的时候疼痛加重，坐起来的时候疼痛减轻，以至于夜间无法入睡。

(2) 黄疸：黄疸是胰头癌的主要症状，主要原因是胰头毗邻胆道系统的末端，一旦胰头部位生长的肿瘤对胆管造成了压迫，胆汁就无法汇入肠道，临床上表现为眼黄、尿黄的症状，肝功能检查会看到胆红素明显升高。

(3) 消化道症状：最常见的是食欲不振、恶心和呕吐，也可能出现腹泻或便秘，少数人还可以出现黑便。黑便往往提示消化道有出血的现象。

(4) 消瘦、乏力：胰腺癌患者中消瘦的现象比较普遍，与其他肿瘤常常在晚期表现为明显的体重减轻不同，胰腺癌可以在疾病的早期即表现为明显的体重减轻。

(5) 糖尿病：糖尿病与胰腺癌的因果关系虽然还有争议，但是两者之间存在一定关系是明确的。许多患者在发现血糖升高和体重减轻时都认为是糖尿病引起的体重减轻，而忽视了胰腺癌的排查，失去了早期发现胰腺癌的机会。

(6) 其他：包括肿瘤增大表现出的腹部包块，肿瘤转移至腹腔后出现腹水,转移到其他部位引起的淋巴结肿大等。

106. 哪些人容易患胰腺癌

胰腺癌的高危因素包括以下五个方面。

(1) 直系亲属中有胰腺癌患者：直系亲属患胰腺癌是胰腺癌发病的高危因素之一。在胰腺癌家系中，发病风险与一级亲属中胰腺癌患者个数有关。例如，1个一级亲属患胰腺癌，其发病风险是一般人群的4.6倍，2个一级亲属患胰腺癌，其发病风险将达到一般人群的6.4倍，而如果有3个或者以上的一级亲属患胰腺癌，其发病风险将达到32倍。另外，一级亲属中有胰腺癌家族史阳性的患者，其他部位的恶性肿瘤(如卵巢癌、乳腺癌、淋巴瘤和结肠癌等)的发病风险也将增加。

(2) 吸烟：国内外的流行病学调查均显示吸烟是胰腺癌发病的高危因素。可能有人会不理解，吸烟是吸到肺里，怎么会和胰腺癌发病相关呢？其实，烟雾中的许多致癌物质会通过血液进入人体，所以吸烟不仅仅与肺癌相关，还会增加胰腺癌等一系列癌症的发病率。所以说吸烟是胰腺癌的"头号"危险因素一点也不过。不仅主动吸烟会增加胰腺癌的发病率，被动吸烟一样会引起胰腺癌发病率增高，这点也在日本得到了流行病学调查的证实。从这个角度来看，无论是对自己还是对家人，远离烟草都是有利而无害的。

(3) 胰腺慢性疾病：有些良性的胰腺慢性疾病会增加胰腺癌的发病率。例如反复发作的慢性胰腺炎、胰腺导管内结石等。由于反复发作的炎症或是结石的慢性刺激，胰腺导管上皮不断修复，增加了细胞内DNA"出错"的机会，导致胰腺癌的发病率升高。

(4) 糖尿病：研究表明，糖尿病患者胰腺癌的发病率高于非糖尿病患者。当然，到底是糖尿病引起胰腺癌，还是胰腺癌引起糖尿病医学界还有争议。对于临床医生来讲，一旦新诊断了糖尿病，尤其是非肥胖患者出现糖尿病，需要排查胰腺癌的可能性。

(5) 其他不良生活习惯：例如肥胖、高血脂等因素也可能与胰腺癌的发病相关。因此，保持健康的饮食习惯和适度运动有助于远离胰腺癌的危害。而对于生活习惯不良的人群则需要提高警惕性，增加排查的力度。

107. 胰腺癌是如何诊断的

胰腺癌的诊断与其他的肿瘤相似，依赖于影像学和病理学检查。

最简单的方法是超声，简单易行而又经济。但由于胰腺的位置特殊，深藏在腹腔的深处，前方有胃肠道遮挡，对超声检查造成了一定的影响。临床上使用超声内镜可以避开胃肠道气体的干扰，通过内镜下的超声探头细致地观察胰腺病变。国外的研究表明超声内镜发现胰腺病变的敏感度高于CT和MRI，但由于超声内镜在国内的普及性不如CT和MRI，在临床实际应用时有一定的困难。

临床上最常用的胰腺影像学检查方法是CT。由于CT的分辨率高，不受周围脏器的影响，并且可以使用增强扫描来观察病灶的血液供应，因此是临床上最常用的胰腺病变影像学检查方法。这里需要提醒的是观察胰腺病变时使用全腹部CT或是上腹部CT并不能细致地反映胰腺病变的全貌，而是需要进行"胰腺薄层CT扫描"，以便清晰地显示胰腺病变。在某些特殊的情况下，例如胰腺癌的手术之前，还需要进行CT血管造影（CTA）来观察胰腺的血液供应，协助制订手术方案。

MRI也是观察胰腺病变的"利器"。与CT相比，MRI具备更加丰富的显像方式，故而能够协助医生更加清楚地把握胰腺病变的全貌，此外，MRI较CT相比可以更加方便地进行不同层面的重建，让医生能够从不同的角度观察病变的位置以及与周围器官的关系。

PET-CT也可以用于胰腺病变的诊断，与普通CT相比，PET-CT增加了糖摄取的显影，从一个侧面反映胰腺癌的功能和代谢的活跃程度，往往对于诊断非常有帮助。此外，PET-CT还有助于发现胰腺外的病灶，协助分期。

当影像学发现病变后，需要病理检查来确定诊断，获取病理的方法最直接和常用的是手术切除。在影像学高度提示胰腺癌，同时没有手术禁忌的时候可以直接手术切除，一方面明确病理诊断，另一方面也进行了治疗。除了手术之外，还可以采用超声内镜下胰腺细针穿刺或是经内镜逆行性胰胆管造影术（ERCP）下采集胰液或进行胰腺导管刷检获取病理诊断的组织或细胞。无论是胰腺癌手术、超声内镜还是ERCP，相对而言都有较高的技术要求，需要到有一定实力的医疗机构进行。

108. 糖尿病患者需要重视胰腺癌筛查

从流行病学的角度,胰腺癌与糖尿病的关系密切。日本一项研究显示,胰腺癌患者中既往患糖尿病者就占12.5%,而患胃癌、食管癌、直肠癌的患者,既往患糖尿病者仅占0.6% ～ 1.2%,两者相差10 ～ 20倍,说明糖尿病与胰腺癌有密切关系。因此,我们在临床中非常关注胰腺癌患者的血糖是否升高,同时对新诊断糖尿病的患者也非常关注有无胰腺癌相关症状。

但究竟是糖尿病诱发了胰腺癌还是胰腺癌导致了糖尿病呢? 支持前者的观点认为糖尿病是胰腺癌的高危因素,在长期高血糖的慢性刺激下,胰腺导管细胞恶变的机会增加;支持后者的观点认为胰腺癌发生后影响了胰腺的功能,导致胰腺内分泌功能异常,最后出现了糖尿病。此外,对于临床上明确诊断胰腺癌的患者,在进行胰腺手术时可能需要做"全胰切除",手术后患者胰腺内分泌功能丧失,术后会出现糖尿病。

其实对于医生或者是老百姓而言,无论是糖尿病诱发了胰腺癌还是胰腺癌导致了糖尿病,我们都需要提高警惕,做好预防。一方面对于正常人而言,要科学饮食,合理运动,避免发生糖尿病;另一方面对于诊断为糖尿病的患者而言,需要警惕胰腺癌的可能性,进行相关的排查,争取早发现潜在的

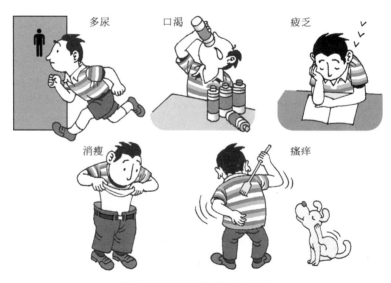

多尿　口渴　疲乏
消瘦　瘙痒

· 糖尿病患者需重视胰腺癌筛查 ·

胰腺癌，早治疗而达到根治；最后对于已经诊断为胰腺癌的患者，需要关注并控制血糖。

109. 胰腺炎与胰腺癌是怎样的关系

胰腺炎会演变成胰腺癌吗？对于患有胰腺炎的患者而言，这个问题格外重要。从理论上推测，胰腺的炎症会引起胰腺细胞损伤，损伤后就要修复，细胞的生长复制活跃，故而基因"出错"的概率升高，所以胰腺癌的发病率会有所升高。另外，也有人认为胰腺炎会引起胰腺局部的屏障功能异常，各种致癌物更容易进入胰腺而诱发癌症。流行病学调查显示，慢性胰腺炎多发生于吸烟和酗酒的患者当中，本身吸烟就是胰腺癌的高危因素，因此，在慢性胰腺炎的患者中胰腺癌的发病率是升高的。临床上，胰腺炎分为急性胰腺炎和慢性胰腺炎，单纯的一次急性胰腺炎后发生胰腺癌的概率其实很小，就像是一次外伤导致皮肤破损后局部发生皮肤癌的概率很低一样。但对于慢性胰腺炎的患者而言，发生胰腺癌的概率会有所升高。根据调查显示，慢性胰腺炎的癌变概率约为每年增加2%。当然，慢性胰腺炎转变而成的胰腺癌仅占胰腺癌患者中很少的一部分。

那么胰腺癌会诱发胰腺炎吗？答案是肯定的。由于发生胰腺癌时会阻塞胰腺的导管，引起胰腺导管分泌不通畅，进而局部压力升高，胰腺水肿，胰液外渗。外渗的胰液具有极强的消化功能，会破坏自身的细胞，引起胰腺炎。这种情况下发生的胰腺炎往往位于肿瘤病灶的远端。

综上所述，当存在慢性胰腺炎的时候，需要重视胰腺癌的排查，警惕慢性炎症基础上继发胰腺癌；出现急性胰腺炎的时候，也要加强排查，警惕在胰腺癌的基础上继发了胰腺炎。

110. 胰腺肿块一定是胰腺癌吗

看了我们前面的介绍，细心的读者可能会明白，胰腺肿块不一定是胰腺癌。对于胰腺癌来说，诊断需要综合患者的症状、体征、客观的检查或检验结果以及病理。其中，病理诊断仍然是"金标准"。临床上，由于病理诊断在有些情况下比较困难，难以获取，而胰腺癌的症状和体征又没有特异性，提供不了太多的帮助,此时影像学对于鉴别胰腺病灶的性质来说非常重要。但是胰腺癌的影像学特征比较难于把握,对非胰腺专科的临床医生或者是非专长于腹部影像的影像科医生来讲都比较困难。单纯从影像学的角度,鉴别胰腺肿块需要注意以下几个方面。

首先,需要搞清楚所谓的"胰腺肿块"真的是胰腺长出来的吗?由于胰腺的解剖位置比较深,同时周围有很多毗邻器官,在某些情况下可能将胰腺外的病灶误认为是胰腺的病灶。比如说胃癌淋巴结转移可能会在影像学上难以与胰腺癌鉴别,有时候需要做胃镜检查来明确是否真的是胰腺肿块。

其次,发生于胰腺的肿块有很多种类型,良性的有胰腺假性囊肿、胰腺炎等,低度恶性的有胰腺导管内乳头状瘤(IPMN)、胰腺实性假乳头状瘤(SPT)等,这些良性的肿块多数情况下不需要手术治疗,预后也非常好。低度恶性的肿块通过手术治疗也完全可以达到治愈的效果,预后远远好于胰腺癌。

因此,胰腺肿块不一定是胰腺癌,一旦发现切莫惊慌,请胰腺专科的医生来判断性质并且进行后续的治疗方为上策。

111. 胰腺癌排查的一般建议

目前,对于胰腺癌具体的筛查方案国内外均无成型的共识。在筛选的手段方面,血清肿瘤标志物的检查是公认的较为理想的早期筛查手段,尽管国内外在此方面进行了大量研究,但至今未取得显著性突破。

影像学检查可以使用超声内镜(EUS)、MRI和CT,国外的一项最新前瞻性的多中心胰腺癌筛查(CAPS)试验结果表明,EUS、MRI和CT发现异常病变的准确率分别为42%、33%和11%。据此,国际胰腺癌筛查峰会上,多学科专家一致建议将EUS和(或)MRI/MRCP作为胰腺癌高危人群的初筛手段,但在开始筛查的年龄、间隔时间及早期病变的处理措施方面仍有较大分歧,尚需要更多的循证医学证据支持。由于目前我国EUS技术尚未普及,且结果易受术者经验的影响,所以对高危人群的筛查及管理应由大的医疗中心经验丰富的医生来完成,并且纳入临床研究以评估其远期疗效。

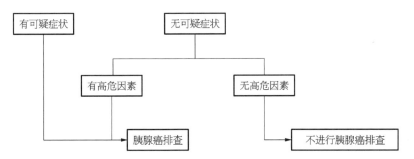

高危因素：①年龄＞40岁,有上腹部非特异性不适。② 有胰腺癌家族史。③ 突发糖尿病患者,特别是不典型糖尿病,年龄在60岁以上,缺乏家族史,无肥胖,很快形成胰岛素抵抗者。④ 慢性胰腺炎患者。⑤ 导管内乳头状黏液瘤。⑥ 患有家族性腺瘤息肉病者。⑦ 良性病变行远端胃大部切除者,特别是术后20年以上的人群。⑧ 长期吸烟、大量饮酒及长期接触有毒有害化学物品者。

胰腺癌排查项目：一般病史及体格检查、血液肿瘤标志物(CEA、CA19-9)、影像学检查(EUS、MRI、CT,根据患者及医疗单位具体情况选用)。

·胰腺癌排查建议·

甲状腺癌

　　甲状腺癌近些年越来越受到人们的重视,一方面是因为影像学检查的应用越来越广泛,另一方面得益于对甲状腺结节穿刺和活检的广泛开展。甲状腺结节一定是甲状腺癌吗?甲状腺癌与使用碘盐有关吗?放射性核素报告的"冷结节""热结节"是什么意思?下面将带您走近甲状腺癌。

112. 甲状腺癌是什么

　　甲状腺是人体重要的内分泌腺体,由左右两叶和中间的峡部构成,像一只蝴蝶般位于颈部的前方,主要作用是分泌甲状腺素。甲状腺癌就是发生于甲状腺的癌症。

　　首先需要区别的是甲状腺结节与甲状腺癌。根据2012年我国颁布的《甲状腺结节和分化型甲状腺癌诊治指南》,触诊获得的甲状腺结节患病率为3% ～ 7%,高分辨率B超检查获得的甲状腺结节患病率为20% ～ 76%。甲状腺结节中甲状腺癌的患病率为5% ～ 15%。不难看出,并非在甲状腺摸到了"肿块"或者是超声发现了结节就是甲状腺癌。

　　临床上,将甲状腺癌分为四种主要的类型,分别为乳头状癌、滤泡状癌、髓样癌和未分化癌。其中乳头状癌最为多见,并且恶性程度也最低,其余的三种类型相对少见,未分化癌的恶性程度最高,滤泡状癌和髓样癌的恶性程度居于乳头状癌和未分化癌之间。

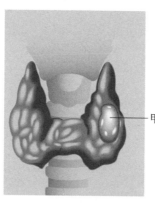

甲状腺癌

·甲状腺癌示意图·

113. 甲状腺癌有哪些症状

　　(1) 甲状腺肿块:是甲状腺癌最主要的临床表现,在肿瘤小的情况下不会引起患者的任何不适,往往在无意中摸到或是在体检的过程中医生通过触诊发现,进一步通过超声检查明确。除了甲状腺癌之外,甲状腺腺瘤也可表现为甲状腺的肿块,一般而言甲状腺腺瘤的肿块往往质地较甲状腺癌软,而甲状腺癌的肿块质地硬，与周围的组织粘连后会出现"固定"在颈部的感觉，不易被推动。

(2) 声音嘶哑：由于甲状腺的后方有控制声带活动的"喉返神经"经过，因此甲状腺癌进展到一定程度，压迫或是侵犯到了喉返神经就会表现出声音嘶哑的症状。这种声音嘶哑与通常感冒后的声音嘶哑不同，前者往往是持续性的，而后者是一过性的。当然，持续性的声音嘶哑还需要与声带息肉等声带本身的疾病鉴别。喉返神经麻痹引起的声音嘶哑还会伴随"饮水呛咳"的症状，所谓的饮水呛咳就是因为声带在饮水时无法正常地关闭，液体误入气管而引起的。

(3) 呼吸困难：由于甲状腺"盘踞"在气管的前方，因此，当甲状腺癌进展到一定程度时也可能出现气管的压迫症状，例如出现呼吸困难，这种情况下往往甲状腺的肿块已经非常大，随着人们健康意识的增强，在临床上已经比较少见了。

(4) 其他神经压迫：除了喉返神经可能会受到甲状腺癌的影响之外，甲状腺癌还可能转移到颈部，导致颈部的神经压迫。最常见的在医学上叫作"Honer综合征"，是由于转移的淋巴结压迫了颈部的交感神经导致压迫同侧出现眼睑下垂、瞳孔缩小、眼球内陷和面部无汗等症状。

114. 哪些人容易患甲状腺癌

甲状腺癌是与性别明确相关的肿瘤，好发于女性，而男性相对少见。女性的甲状腺癌发病率为男性的2～3倍。医学界认为甲状腺癌好发于女性的可能原因是其发病与体内的激素水平有关。在年龄分布上，甲状腺癌的发生率随年龄的增加而上升，例如国内报道甲状腺癌102例，男性与女性发病比例为1：2.6，14～70岁均可发病，平均发病年龄为37岁。

辐射是甲状腺癌的另一个高危因素。例如日本广岛和长崎受到原子弹攻击之后，当地居民的甲状腺癌发病率明显升高；苏联的切尔诺贝利核电站事故之后，流行病学调查同样发现了甲状腺癌高发的现象。在儿童时期接受过放疗的人群中，甲状腺癌的发生率也是明显升高的。从接受辐射的年龄来看，年龄越小，之后发生甲状腺癌的概率越高。

碘缺乏是否为甲状腺癌的发病原因，目前意见尚不一致。虽然甲状腺癌发病率在地方性甲状腺肿流行区较非缺碘地区高,但多为滤泡状甲状腺癌,不是甲状腺癌最多见的病理类型——乳头状甲状腺癌。有资料指出,碘盐预防前后甲状腺癌的发病率无明显变化。也有资料指出,实施有效的碘盐预防后甲状腺乳头状癌的发病比例增高。有资料显示,在甲状腺癌的高发地区冰岛、挪威和美国夏威夷,含碘高的食物摄取较多,高碘饮食可能增加甲状腺乳头状癌的发生率,但缺乏明确的依据。

甲状腺疾病与甲状腺癌的发生关系仍不明确。例如结节性甲状腺肿、甲状腺腺瘤、慢性淋巴细胞性甲状腺炎、甲状腺功能亢进等。由于这些疾病的患者中甲状腺癌的发生可能会增多,因此有学者认为甲状腺疾病与甲状腺癌之间存在一定的关系,但是否为因果关系尚无明确的证据。

甲状腺癌的家族聚集性并不强,较少作为独立的家族性综合征,但可以作为家族性综合征或遗传性疾病的一部分。例如多发性内分泌腺瘤病2型(MEN2)、家族性多发性息肉病、某些甲状腺癌综合征(如Cowden综合征、Carney综合征、Werner综合征和Gardner综合征等)中均可出现甲状腺癌的发病率升高。

综上,甲状腺癌是一个与幼儿时期接受放射线照射明确相关的肿瘤,好发于女性和老年人群,在某些肿瘤综合征中发病率升高,与碘的摄入以及甲状腺基础疾病之间的因果关系并不明确。

115. 哪些遗传病与甲状腺癌相关

刚才分析了甲状腺癌的病因,其中遗传因素是我们最后提及的,也就是说遗传因素在甲状腺癌的致病因素中所占的比重并不高。

单纯就甲状腺癌而言,临床上并不多见家族中有多人发生甲状腺癌的情况,同时目前也没有发现与甲状腺癌密切相关的致病基因与遗传关系密切。临床上甲状腺癌的发生率升高主要见于一些遗传性疾病,这些遗传性疾病由于基因的异常,不仅甲状腺癌发病率升高,其余肿瘤的发病率也高于正常人群,还伴有一系列非肿瘤的疾病表现,下面简要介绍。

(1) Cowden综合征:又称多发性错构瘤综合征,是一种少见的遗传性疾病。主要表现为胃肠道多发性息肉伴有面部小丘疹、肢端角化病和口腔黏膜乳突样病变。发病年龄为13～65岁,以25岁前多见,男女比例为1:1.5,合并恶性肿瘤的发生率高达40%,主要为乳腺癌、甲状腺癌等。

(2) Carney综合征:是一种罕见的遗传性疾病,最早于1985年由J Aidan Carney首先描述为由黏液瘤、皮肤色素沉着、内分泌功能亢进所组成的综合征。多发性内分泌肿瘤和皮肤、心脏累及是本病的基本特点。在该综合征中预计甲状腺癌的发病率为10%。

(3) Gardner综合征:又称遗传性肠息肉综合征,属常染色体显性遗传疾病。临床以结肠息肉病合并多发性骨瘤和软组织肿瘤为特征,由腺瘤样息肉基因突变而发病,具有高度恶变潜能。

患有以上综合征的人群需要加强甲状腺肿瘤的排查,如果其余肿瘤的发病率升高,也需要提高警惕。

116. 甲状腺癌是如何诊断的

甲状腺的解剖位置比较表浅,如果甲状腺癌引起局部明显肿块时容易被看到或摸到,因此,视诊或触诊是发现甲状腺异常的重要手段,尤其是有经验的医生可以通过触诊了解甲状腺肿块的质地、与周围器官是否粘连等性状,有助于判断其性质。但是,单纯通过视诊或者触诊是无法确诊甲状腺癌的。

影像学检查是诊断甲状腺癌的重要方法。其中,超声检查简单易行又经济,是观察甲状腺形态并发现异常的首选方法;CT或MRI检查与超声检查相比更加客观,更方便留取影像资料,便于临床医生观察病变。此外,MRI检查还有丰富的成像方法,能够充分显示甲状腺癌的性质,对于甲状腺与周边器官、血管的关系以及颈部淋巴结的显示也非常清楚,有助于手术方案的制订。与其他肿瘤不同,对于甲状腺癌的诊断,临床上多使用B超,CT和MRI检查不作为常规推荐;即使有CT和MRI的检查结果,临床上也往往也推荐重复B超检查。

放射性核素检查是甲状腺癌特有的检查手段。其原理是甲状腺能够摄取体内的碘,而身体的其他器官基本不会摄取。因此,医生通过静脉注射含有放射元素的碘来显示甲状腺对碘的摄取情况来判断甲状腺的功能以及甲状腺结节的功能。一般而言,甲状腺的结节分为"热结节""温结节"和"冷结节",前两者提示结节具有一定甲状腺的功能,大都不是肿瘤;而后者提示结节不具备甲状腺的功能,需要特别警惕甲状腺癌的可能性。

确诊甲状腺癌同样依赖于病理。获取甲状腺病理的方法包括超声引导下的穿刺和手术切除。由于甲状腺位置表浅，超声引导下的穿刺具有无可比拟的优势，也是临床上确诊甲状腺癌最重要的手段。在少数情况下如果甲状腺结节的性质不明，同时具有其他的手术指征（例如甲状腺结节过大，压迫周围器官），也可以直接通过手术切除后的病理进行诊断。

117. 甲状腺癌和碘盐有关系吗

由于甲状腺癌的发病率近些年在我国直线上升，大家自然而然开始分析甲状腺癌发病率升高的原因，其中"摄入碘过多导致甲状腺癌的说法"较多，而由于我国已强制在食盐中加碘，甚至造成了民众的一些"恐慌"，四处购买无碘盐。吃含碘的盐真的会诱发甲状腺癌吗？

我国卫生部于2012年专门在媒体上澄清，碘盐不会诱发甲状腺癌；国际控制碘缺乏病理事会也曾发表过声明，食盐加碘和甲状腺癌的发生无关。从历史上来看，欧洲在食盐中加碘的历史已经超过100多年，这100多年里，并没有发现甲状腺癌的发病率明显升高。

从地域分布来看，世界上相对缺碘的地方，如中亚和中非，甲状腺癌的发病率比摄入碘较多的沿海地区更高。众所周知，日本人喜食海产品，他们平均每天摄入的碘有1 000 ~ 3 000 μg，是世界卫生组织推荐值的6 ~ 20倍，中国人如果要靠吃碘盐（每克盐中20 μg碘）摄入和日本人一样多的碘，需要每天吃50 ~ 150 g盐！吃了这么多的碘，日本的甲状腺癌的发病率并不高。

看了以上的分析，相信您已经明白了，碘盐并不诱发甲状腺癌，该吃就吃吧。

118. 放射性核素是怎样的一种检查

放射性核素检查是利用放射性核素及其标记化合物对疾病进行诊断和研究的一类方法。从临床应用的角度，大体上分为三类。

第一类是功能测定。其原理是通过注入放射性元素后利用仪器探测放射性元素在体内脏器中随时间的变化，从而反映特定脏器的功能。最常用的是利用放射性元素测定肾、心、肺和甲状腺的功能。通过"热结节""温结节"和"冷结节"来区分甲状腺结节的性质正是利用了放射性元素的这一原理。

第二类是显像。其原理是利用某些病变组织的代谢特点（例如肿瘤组织糖代谢旺盛），使用同位素标记的某种物质作为"示踪剂"，注入体内后利用仪器观察放射性元素分布的部位，从而观察病变组织或器官。这类在临床上应用最多，在肿瘤的诊断中，我们所熟知的PET-CT、骨扫描等检查方法均利用的是放射性元素的显像功能。由于甲状腺癌出现远处转移的机会并不多，此方面的功能在甲状腺癌的诊治中应用较少。

第三类是分析。其原理同样是将放射性元素耦联于某种需要探测到的"目标"上，再利用放射性元素容易被发现的特性进行分析，本质上是一种"信号放大"的作用，主要应用在血液或代谢物内超微物质的探测，利用放射性元素示踪的方法，检测的灵敏度要高于一般方法的数倍至万倍。我们临床上测定甲状腺激素的水平等检查都需要利用放射性元素的分析功能。

119. 有甲状腺"结节"一定需要手术吗

在发现甲状腺结节后，很多人都非常恐慌，生怕甲状腺结节"恶变"，希望立刻就将结节切除，以绝后患。但甲状腺结节的手术具有一定风险，轻则颈部可能会留有瘢痕，重则手术可能会损伤喉返神经，造成长期的声音嘶哑……因此，甲状腺结节的手术应该慎重决定。

我国2012年颁布了《甲状腺结节和分化型甲状腺癌诊治指南》2012版，其中就甲状腺结节的性质判断、临床处理等给出了比较详细的说明，择其概要述之。首先，临床上通过影像学检查确定的甲状腺结节中，恶性的概率为5%～15%，因此，判断甲状腺结节的良恶性是重中之重。其次，影像学检查对于判断甲状腺结节的性质非常有帮助，尤其是超声检查如果发现结节是囊性的，基本可判断为良性，不需要后续的手术治疗。再次，判断甲状腺结节的性质非常依赖病理学的检查，其中超声引导下的细针穿刺准确率可达90%左右，因此，细针穿刺抽吸活检有助于减少不必要的甲状腺手术。最后，如果暂时无法判断清楚甲状腺结节的性质，还可以通过随访来动态观察，如果发现恶性证据再行手术处理。

因此，手术并非甲状腺结节的唯一或者是标准处理方法，仔细的检查可以避免不必要的手术，细针穿刺活检简单、微创而准确率高，必要时进行动态的观察也是可以考虑的方式。

120. 甲状腺"微创手术"是怎么回事

我们都知道甲状腺位于颈部,如果按照传统的手术方式,术后会在颈部留下一道瘢痕,对于颈部外观有所影响。近年来,伴随着内镜、超声刀等手术器械的进步,甲状腺微创手术应运而生。所谓的微创即减少创伤的意思,甲状腺的微创手术大体上可以分为三大类。

第一类微创是采用各种手段,尽可能地减小创口,手术仍按照传统的方法,从颈部逐层进入。为了减小创口,术中采用内镜下的操作代替直视下的操作;采用超声刀尽量减少出血;采用可吸收的线缝合,避免局部瘢痕反应;尽量选择下颈部的切口,使得术后的手术瘢痕更为隐蔽。通过这些手段,将传统上较长 (6 cm左右) 的手术切口缩短 (2 ~ 3 cm),并且术后的瘢痕更为隐蔽和美观。

第二类微创是通过自然的腔隙,采取颈部之外的手术入路,避免术后颈部的瘢痕。最常用的手术入路是腋窝进路、胸乳进路等,利用高清内镜的良好视野和特殊手术器械,通过腋窝,或者乳晕加剑突旁小切口,经皮下疏松组织间隙分离注气制造腔隙,到达甲状腺位置进行甲状腺叶切除。严格讲,这种进路的甲状腺手术并不能称为微创手术,因为建立皮下隧道和甲状腺术区腔隙会造成额外的创伤,但是它能完全消除颈部切口,对于特殊职业或者爱美的年轻女性患者还是有一定吸引力的。

第三类微创手术实际上是避开了传统的手术切除,直接在超声引导下,将消融针 (例如射频消融、微波消融) 插入病灶中间,利用物理加热的方法将局部病变杀灭。这种局部微创的方法不会留下术后瘢痕,是近些年来逐渐兴起的微创治疗方法。但是该方法与手术相比,对于是否能够彻底地清除病灶还有待更多的实践观察,目前仅在部分医院中有选择地开展。

当然,外科手术的目的是诊断或治疗疾病,手术的彻底性和安全性是需要首先得到保证的,在保证彻底性和安全性的前提下,可以灵活选用合适的微创方法来减少手术对外观的影响。

121. 甲状腺癌排查的一般建议

由于甲状腺位置表浅,甲状腺结节和甲状腺癌非常容易被发现,主要的问题是确定甲状腺结节的性质,因此,就甲状腺的排查来说,最关键的是对于甲状腺结节的处理。参照2012年我国的《甲状腺结节和分化型甲状腺癌诊治指南》,建议如下。

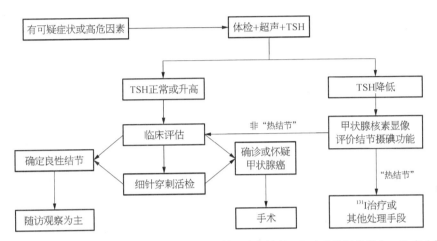

高危因素:① 童年期头颈部放射线照射史或放射性尘埃接触史。② 全身放射治疗史。③ 有分化型甲状腺癌 (differentiated thyroid cancer, DTC)、甲状腺髓样癌 (medullary thyroid cancer, MTC) 或多发性内分泌腺瘤病2型 (MEN2)、家族性多发性息肉病、某些甲状腺综合征 (如Cowden综合征、Carney综合征、Werner综合征和Gardner综合征等) 的既往史或家族史。④ 男性。⑤ 结节生长迅速。⑥ 伴持续性声音嘶哑、发音困难,并可排除声带病变 (炎症、息肉等)。⑦ 伴吞咽困难或呼吸困难。⑧ 结节形状不规则、与周围组织粘连固定。⑨ 伴颈部淋巴结病理性肿大。

·甲状腺癌排查建议·

肾　癌

　　肾脏是人体排出各种代谢废物的器官，从早到晚不辞劳苦地排污去垢，当然也会发生恶性肿瘤。由于肾癌的特殊性，对一般的化疗药物反应很差，传统上作为化疗不敏感肿瘤的代表。近些年，随着治疗药物的进步，肾癌的治疗药物有了很大程度的改善，但其治疗仍然比较困难。

　　好在肾脏发生问题很容易用超声发现，下面将告诉您肾癌有哪些症状，以及如何根据个体的具体情况来选择肾癌的排查方案。

122. 肾癌是什么

肾癌在医学上的定义是"起源于肾实质泌尿小管上皮系统的恶性肿瘤，又称肾腺癌，简称为肾癌，占肾脏恶性肿瘤的80% ～ 90%。包括起源于泌尿小管不同部位的各种肾细胞癌亚型，但不包括来源于肾间质以及肾盂上皮系统的各种肿瘤。"看起来比较复杂吧，其实简单地理解肾癌就是原发于肾脏实质的恶性肿瘤。

这里需要特别提到的是"肾癌"与"肾盂癌"并不是一回事。人体的肾脏就像是一个滤膜，血液从动脉进入肾脏之后就会通过肾脏复杂的过滤系统去过滤人体的排泄物和废弃物，滤过后的杂质形成尿液，通过肾盂进入输尿管、膀胱，最终排出体外。我们所说的肾癌就是指发生于"滤膜"的恶性肿瘤，而肾盂癌是发生于滤膜下方收集尿液的"漏斗"的恶性肿瘤。从病理的角度，肾癌可以进一步分为透明细胞癌、肾乳头状腺癌（Ⅰ型和Ⅱ型）、肾嫌色细胞癌及未分类肾细胞癌。肾盂癌往往是"移行上皮癌"，与我们的肾癌相去甚远。

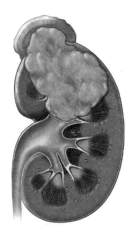

·肾癌示意图·

123. 肾癌有哪些症状

传统而言，肾癌的主要症状是"腰痛、血尿和腰部肿块"，也称为"肾癌三联征"。但目前，既往经典的血尿、腰痛、腹部肿块"肾癌三联征"临床出现率已经不到15%，而且出现这些症状的患者诊断时往往为晚期。当然，由于腰痛和血尿的症状不仅仅出现于肾癌患者中，在某些泌尿系统的良性疾病，例如结石的患者中也可以出现，因此可能容易让人忽视，这里要强调的是一旦出现上述异常需要进行超声检查以排除肾脏占位的可能性。

肾癌除了会引起局部疼痛、血尿和肿块之外，还有10%～40%的患者出现由于肿瘤分泌一些激素或类激素样物质所导致的远处症状，即所谓的"副瘤综合征"，在临床上可以表现为高血压、贫血、体重减轻、恶病质、发热、红细胞增多症、肝功能异常、高钙血症、高血糖、血沉增快、神经肌肉病变、淀粉样变性、溢乳症、凝血机制异常等改变。因此对于存在上述可疑症状的患者而言，进行常规的腹部超声检查是非常必要的。

此外，约为30%的肾癌患者是因为肿瘤远处转移而诊断的，肿瘤远处转移可以引起骨痛、骨折、咳嗽、咯血等临床症状。

根据国内的一组统计了1 975例初诊肾癌患者的临床数据，肾癌的临床表现发生率依次为腰痛（60.5%）、血尿（45.6%）、高血压（12.7%）、贫血（12.8%）、消瘦（11.8%）、肾功能异常（9.1%）、肝功能异常（7.5%）、肿物（7.0%）、发热（5.5%）、血小板计数不正常（5.1%）、其他（21.7%）。

124. 哪些人容易患肾癌

根据指南，肾癌的高危因素是这样定义的："肾癌的病因未明。其发病与遗传、吸烟、肥胖、高血压及抗高血压治疗等有关。"

所谓的遗传是指在基因层面是否容易患肾癌，即所谓的"易感性"。当家族中有多名直系亲属患有恶性肿瘤时需要警惕肾癌，这里所说的恶性肿瘤并不特指肾癌，其他部位原发的恶性肿瘤也可能与肾癌相关；当家族中有肾癌患者时更需要提高警惕。肾癌与遗传的具体关系在后面会向大家详细介绍。

吸烟这个不良嗜好与许多种恶性肿瘤相关，例如肺癌、口腔癌、喉癌、胰腺癌以及肾癌等，尤其是长期、大量吸烟的患者。在肾癌中，并没有详细界定吸烟的多少与肿瘤发病的关系，但参照肺癌中的定义，吸烟超过400年支（年支数=每天吸烟的支数 × 吸烟的年数，例如每天吸烟20支，共吸烟20年，则吸烟的年支数为20×20=400年支）的患者为肺癌高危人群，肾癌中也可以类似做推理。同时需要提醒的是对于不吸烟的人群来说，二手烟，甚至三手烟的摄入，都会增加患恶性肿瘤的风险。

肥胖是大家所熟知的影响健康的负面因素，不仅与高血压、糖尿病等慢性疾病相关，也与许多肿瘤的发病率升高相关。在肾癌中也是一样，肥胖患者的发病率高于普通人群。

高血压和抗高血压治疗与肾癌发病相关，但其中的因果关系并不确切。因为肾癌本身就会影响肾脏的供血系统，造成所谓的"继发性高血压"，而且此类继发性高血压的控制相对而言比较困难，因此接受抗高血压治疗的比例较高，从而造成了肾癌的发病与高血压以及抗高血压治疗相关。

125. 肾癌是如何诊断的

肾癌可能引起血尿、腰痛和腰部肿块的症状，对于部分患者而言会出现副瘤综合征或者是转移病灶引起的症状，对肾癌的发现有一定的提示意义。但肾癌早期往往不表现出任何的临床症状，发现多依赖于体检。临床诊断肾癌的主要手段是影像学检查（B超、CT和MRI）。肾癌最终诊断依赖于病理学。

B超是发现肾癌最简便的手段。大家可能都接触过B超，知道B超方便易行，对于肾脏病变的显示清楚。当肾癌较小的时候，在B超上会看到肾脏上有一块异于正常肾脏的软组织，在超声上表现为"回声"的改变；肾盂等邻近的肾脏内组织可能会受到挤压，甚至造成局部的扩张、积水；当肿瘤内部发生出血、坏死后局部可以看到出血或坏死后的异常回声；肿块周围的边界可能会不清楚。当常规的B超诊断有困难的时候，还可以通过超声造影技术来显示肿块内部的血液供应，有助于判断肾脏占位的性质。超声检查对于肾脏本身的病变观察非常清楚而又简便易行，但是对于肾脏周围的淋巴结等病变的观察有一定困难。

CT是超声检查的有益补充，一方面可以从另一个角度来观察肾脏占位的性质，对于临床医生而言更为直观；另一方面对于肾脏周围的病变观察也更加清晰。此外，CT对于肾癌出现远处转移的寻找和判断方面具有一定的优势。

MRI在软组织显影方面具有天然的优势，在某些特殊的情况下有助于肾癌的诊断，例如肾脏复杂囊肿与肾癌的鉴别等。同时MRI也能够比较清楚地显示肾脏周围的病变。

对于明确的肾脏占位，由于影像学诊断肾癌的准确率高，而肾脏穿刺活检受诸多因素的影响，诊断的准确率低。因此当影像学高度怀疑肾癌的时候，常规的方法是进行手术切除治疗，而较少选择肾脏占位穿刺活检的方法来明确性质。

126. 肾癌手术可以微创完成吗

随着手术技术的进步，微创手术在医学中的应用越来越广泛，但许多患者对微创手术还是心存疑虑。一方面想减小创伤，同时又担心微创手术达不到根治的效果。这里要告诉大家的是，肾癌手术在经过合理选择的患者中，通过微创手术是可以达到根治且减轻创伤目标的。

传统的肾癌根治术需要在患者的腰部切开较长的切口，充分暴露肾脏后进行手术操作。以早期、中期肾癌手术为例，患者在传统的开放手术下，往往要切开15 cm以上的大伤口，患者出血量大，术后恢复慢，往往要7～8天才能下床走动。如今通过3D下腹腔镜技术做肾癌根治手术，优点在于操作精细，仅需3个直径为1 cm的伤口即可进行手术，操作视野清晰，出血量大幅减少，恢复快，患者在术后1～2天即可下床走动，3～4天即可出院。

除了传统的肾癌根治术之外，对于肿瘤直径较小（<4 cm）的肾癌，可以做"保留肾单位"的手术，也就是仅仅将肾脏的肿瘤部分切除，而留下其余的正常肾脏，这种手术方式对于肾功能不好的患者（如只有单侧肾、高龄、对侧肾脏有病变）的患者而言具有非常重要的临床意义。这种手术也可以在腹腔镜的辅助下通过小切口"微创"完成。

综上，无论是对于传统的肾癌根治术，还是更加精细的保留肾单位的手术，都可以在腹腔镜的辅助下微创完成，在根治患者疾病的前提下减少创伤。

127. 肾癌排查的一般建议

肾癌的排查其实不难，只要做一个常规的肾脏B超就能够发现绝大多数的肾脏占位，主要的问题在于如何确定肾脏占位的性质。在判断肾脏占位的性质方面国内外的指南均给出了相应的建议，这里择其概要述之。

对于经过CT等检查明确为肾癌的患者，首要的问题是评估有无手术切除的机会，如果能够手术根治是最佳的选择。当发现较晚，没有手术根治的机会时，选择姑息性的原发病灶切除进行减瘤手术也能使患者获益，在减瘤后再针对剩余病灶进行相应的处理。在肾癌的全身治疗方面目前以分子靶向药物治疗为主。

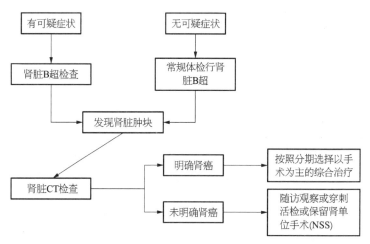

可疑症状包括：腰痛、腰部肿块和血尿、副瘤综合征（高血压、贫血、体重减轻等）。

·肾癌排查建议·

鼻 咽 癌

　　鼻咽癌又被称作"广东癌"，其主要发生于我国广东、广西、湖南等地，与人种、地域和病毒感染等因素密切相关。同时鼻咽癌所生长的部位解剖结构复杂，容易引发一系列的症状，如果知晓这些症状，对于鼻咽癌的早期发现大有帮助。鼻咽癌的排查方法相对而言比较简单，通过鼻咽镜检查，有经验的医生很容易发现局部的异常。读完这部分内容，相信您对如何排查鼻咽癌将了然于胸。

128. 鼻咽癌是什么

鼻咽癌顾名思义,是生长在鼻咽部的癌症,要知道鼻咽癌是怎么回事,首先要知道鼻咽的位置。鼻咽从解剖上来看就是鼻腔正后方所对应的软组织,由鼻腔直接延续而来,构成了一个约 4 cm×4 cm×2 cm 的鼻咽腔。有兴趣的读者可以把头使劲向下勾,让自己的下巴尽量接近自己的胸壁,然后用鼻子用力做深吸气的动作,这时如果你有类似打呼噜的声音,感觉到震动的地方就是鼻咽部。

鼻咽癌就是生长于鼻咽部的恶性肿瘤,从病理的角度看大多数为低分化鳞癌 (85%～90%)、高分化鳞癌 (5%) 和未分化癌 (5%),还有少量其他类型的癌 (5% 左右,如腺癌等)。

由于鼻咽部的位置较深,除了通过专科医生的检查外日常生活中难以看到,所以了解鼻咽癌的可疑症状并寻求专科医生的帮助显得尤为重要。同时鼻咽是正常人呼吸空气进入肺部的必经之路,所以容易受到呼吸道病毒的感染,此处的淋巴回流也相对较为丰富,因此,当患鼻咽癌时非常容易出现颈部淋巴结的转移。

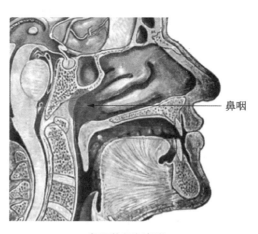

鼻咽

·鼻咽的解剖部位·

129. 鼻咽癌有哪些症状

刚才讲到,鼻咽的部位比较深,因此不容易被发现,特别需要重视鼻咽癌的早期症状。由于解剖学的关系,鼻咽部的解剖相对复杂,密布着许多神经和潜在的腔隙,相关的症状也较为复杂,列举如下。

(1) 鼻咽部病灶本身引起的症状。早期鼻咽癌可以不表现为任何症状,但随着病灶的增大,由于鼻咽腔的范围相对有限,会引起局部的堵塞,出现类似鼻塞的症状。除此之外,鼻咽癌破溃坏死,可以引起鼻腔分泌物增多,合并感染时分泌物可能为脓性。而增多的分泌物和出血可以顺着鼻咽部向下到达口咽部,进而从口腔中排出。当然,如果局部小血管破溃也会引起出血,可以经鼻腔排出,也可以经口腔排出。因此,回抽性鼻涕带血常常提示鼻咽部病变。

(2) 鼻咽部病灶侵犯邻近器官引起的症状。由于鼻咽部的解剖结构复杂,邻近颅底,可能会侵犯脑神经、堵塞鼻咽管等,引起相应的临床症状。常见的有复视、耳鸣、嗅觉异常、中耳炎、听力下降等。

(3) 局部淋巴结转移的症状。如前所述,鼻咽局部的淋巴回流非常丰富,鼻咽癌容易出现局部淋巴结转移,淋巴结转移甚至可以作为鼻咽癌的首发症状。因此,当颈部淋巴结肿大时一定不能遗漏鼻咽部的检查。

(4) 远处转移的症状。同其他肿瘤一样,鼻咽癌也可以出现远处转移,最常见的包括肝、肺、骨等,可以因不同的转移病灶而出现不同的症状。

130. 哪些人容易患鼻咽癌

鼻咽癌是具有"中国特色"的一种恶性肿瘤,为何如此说呢?有两方面的因素,第一是鼻咽癌好发于黄种人,主要发生在中国,其次还包括印度尼西亚、马来西亚、泰国、越南、菲律宾等亚洲国家,白种人发病较少,欧美国家鼻咽癌患者也多是黄种人,中国的鼻咽癌患者占全球患者的8成以上。第二是在中国鼻咽癌有非常强的地域性,主要发生在以广东为代表的南方地区,其次是与广东相邻的广西、福建、湖南等省份,自南向北鼻咽癌的发病率逐渐降低。不难看出,人种和地域是鼻咽癌的两个高危因素。

此外,鼻咽癌还与EB病毒感染密切相关,绝大多数鼻咽癌患者的血清中均可以检测到EB病毒抗体(95%左右鼻咽癌患者EB病毒抗体阳性),虽然EB病毒感染者未必患鼻咽癌,但在抗体阳性的人群中一旦出现鼻咽癌相关的症状,需要特别警惕,进行鼻咽部的检查。

接触环境不良因素的刺激者。环境中"致癌物"的反复刺激也会诱发鼻咽癌。例如主动或被动吸烟者的鼻咽癌发病率高于不吸烟者；某些长期接触化学品(农药、甲醛、汽油、硫酸、油漆)的职业鼻咽癌发病率升高。

最后，鼻咽癌还具有一定的家族聚集性。研究表明，当父亲或母亲患有鼻咽癌后，其子女患病的风险较一般人群升高超过10倍。

总结一下，鼻咽癌好发于黄种人，地域上好发于广东及其周边地区，与遗传具有一定相关性，EB病毒感染和环境不良因素的刺激均为鼻咽癌的高危因素。

131. 鼻咽癌是如何诊断的

鼻咽癌的诊断与其他肿瘤诊断既有相似之处，也有不同的地方。相似之处在于鼻咽癌的诊断依赖于症状、血液学检查、影像学检查，确诊依赖病理。不同之处是鼻咽癌所处的解剖位置既不像胰腺癌一样深，不容易被常规的检查发现，也不像乳腺癌一样浅，很容易通过自查等手段早期发现。

如前所述，鼻咽癌的诊断依赖于症状、血液学检查、影像学检查。症状是我们发现鼻咽癌的早期"预警信号"，一旦发生了与普通感冒不同的鼻塞、出血、分泌物增多、耳鸣、听力下降等可能与鼻咽癌相关的症状时要引起警惕，及早就医。血液学检查对于鼻咽癌的诊断也有一定的提示意义，特别是EB病毒抗体呈阳性者(详见下一章节)，更需要提高警惕，及时排查是否存在鼻咽癌。影像学检查主要是鼻咽部的CT或MRI，相对而言MRI能更加清楚地显示软组织的形态，对鼻咽癌的诊断具有更加直接的意义。

确诊鼻咽癌依赖于病理，而获取病理最常用的手段就是鼻咽镜直视下的活检。当鼻咽部原发病灶表现不典型，而颈部淋巴结出现转移时，也可以使用转移淋巴结穿刺的方法获得组织，进而明确病理学诊断。病理学诊断仍然是鼻咽癌诊断的"金标准"。

由于鼻咽癌的位置既不深，也不浅，因此对于鼻咽癌相关早期症状的认识尤为关键。在高危地区和高危人群，进行鼻咽癌相关EB病毒抗体的检测，有助于早期发现可疑人群，进行必要的鼻咽镜或影像学检查对鼻咽癌的早期诊断大有帮助。

132. EB病毒与鼻咽癌的关系

在鼻咽癌的高危因素中，EB病毒感染是比较明确并且得到大家公认的。要了解EB病毒感染与鼻咽癌的关系，首先让我们来了解EB病毒。

EB病毒是最常见的一种引起人上呼吸道感染的病毒，属于疱疹病毒家族，又称为人类疱疹病毒4型，是1964年由Epstein和Barr发现的，因此命名为EB病毒。在正常情况下，成年人在25岁以前几乎均感染过该病毒。EB病毒主要感染人类口咽部的上皮细胞或B淋巴细胞，从而引起"感冒"症状或者是单核细胞增多症。在感染该病毒后会出现两种结局。第一种结局是病毒感染人体细胞后在细胞内大量繁殖，造成感染的细胞坏死；另外一种结局是病毒感染后嵌入细胞的DNA中，持续存在下去。第二种情况与鼻咽癌的发病关系较为密切。

由于人群中大多数人均感染过EB病毒，不过感染后病毒可能被自体的免疫系统清除了，所以EB病毒感染并不一定得鼻咽癌。那么鼻咽癌患者一定有EB病毒感染吗？答案也是否定的，在确诊鼻咽癌的患者中，也有5% ～ 7%的患者EB病毒的抗体是阴性的。

在鼻咽癌的筛查中，借助EB病毒感染与鼻咽癌比较密切的关系，可以利用EB病毒的抗体筛选出鼻咽癌的高危人群，进而进行合理的后续检查，提高鼻咽癌的早期诊断率。具体而言，主要是利用EB病毒的壳抗原抗体（VCA/IgA）、早期抗原抗体（EA/IgA）和核抗原抗体（EBNA/IgA）在人群中进行筛查，如果有VCA/IgA ≥ 1∶80，或者上述三项指标中任何两项阳性，或者上述三项指标中任何一项持续升高，则视为鼻咽癌的高危人群，建议进行后续的检查和随访。

133. 鼻咽镜：鼻咽癌排查的利器

我们知道鼻咽癌生长的位置不深不浅，所谓不深是鼻咽位于鼻腔的后方，相对而言离体表不远，且分泌物可以容易地通过鼻腔、口腔排出；所谓不浅是鼻咽癌的生长部位正好位于人体正常腔道中比较"隐蔽"的位置，不能通过简单的肉眼观察发现，需要借助特殊的工具才能看到。

在临床上,观察鼻咽有两种方法,第一种是间接鼻咽镜,第二种是纤维鼻咽镜。所谓间接鼻咽镜就是用一根长柄的金属小镜子,伸入患者的口中,医生利用光线将鼻咽部照亮,直接观察局部组织形态的一种方法。间接鼻咽镜简便,但限于视线的影响,有时观察比较困难,此外不方便直接活检,一定程度上限制了这种方法的应用。

第二种是纤维鼻咽镜检查。所谓的纤维鼻咽镜就是一根软的管子,管子里面有光纤,可以将光线传到管子的头端,照亮镜子前方的区域;同时还能够将前方的图像实时传输到显示屏上,让医生清楚地看到鼻咽部的组织形态。此外,还留有活检的孔道,让医生能够取得鼻咽部的组织进行病理学检查。

在临床工作中,确诊鼻咽癌的金标准是病理学检查,而病理学检查的前提是获取病变组织,因此,鼻咽镜在鼻咽癌的诊断中发挥着非常重要的作用。由于鼻咽镜相对有创,所以在临床上并非所有患者均直接进行鼻咽镜的检查,对于有高危因素或是有可疑症状的患者才建议使用鼻咽镜。从无创的角度来看,鼻咽部的CT或MRI也是发现鼻咽癌的可选方法。

134. 鼻咽癌排查的一般建议

由于鼻咽癌的发病有明显的地域性和家族性,因此,既往在广东肇庆等高发地区进行了大量的鼻咽癌筛查的研究,并初步形成了鼻咽癌筛查的方案。利用鼻咽癌与EB病毒感染密切相关的特性,血清EB病毒感染相关抗体在鼻咽癌的筛查中发挥着重要的作用。

参照我国的《鼻咽癌筛查及早诊早治指南》,将鼻咽癌的筛查分为经济发达地区和经济欠发达地区两种筛查模式,我们参照经济发达地区的模式,建议如下图。

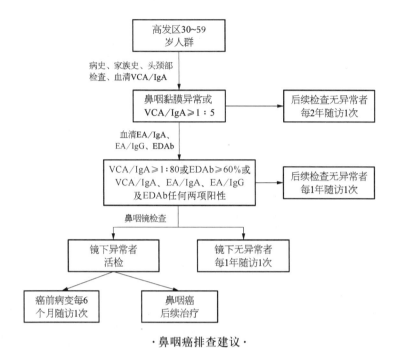

·鼻咽癌排查建议·

前列腺癌

前列腺癌作为男性独有的癌症，常常被认为是老年男性高发的前列腺肥大而延误诊断和治疗；同时前列腺特异性抗原(PSA)在非前列腺癌的情况下出现升高又容易引起人们的恐慌。前列腺癌到底有哪些症状，如何才能早期发现和确诊前列腺癌？

135. 前列腺癌是什么

前列腺是男性特有的器官,属于附性腺,位于膀胱的下方,像一个"栗子"一样把尿道包裹在其中。生理状况下前列腺构成了一部分的尿道,并可以分泌前列腺液,后者是精液的重要组成部分。

前列腺癌就是发生于前列腺的上皮来源的恶性肿瘤,根据2004年世界卫生组织《泌尿系统及男性生殖器官肿瘤病理学和遗传学》中的分类,前列腺癌的病理类型有腺癌(腺泡腺癌)、导管腺癌、尿路上皮癌、鳞状细胞癌和腺鳞癌,其中95%以上是前列腺腺癌。

既往前列腺癌在澳大利亚、新西兰、加勒比海等高加索人群聚集地区的发病率最高,亚洲及北非地区较低,我国是前列腺癌的低发病率国家。但随着生活水平的提高,前列腺癌的发病率在我国有上升的趋势,特别是城市地区的前列腺癌发病率有所提高。根据国家癌症中心的统计数据,前列腺癌自2008年起已经成为泌尿系统中发病率最高的恶性肿瘤,2009年在男性恶性肿瘤发病率中排名第6位,死亡率中排名第9位。2007年,上海市疾病预防控制中心报道的男性前列腺癌发病率为11.81/10万人,居男性恶性肿瘤的第5位。

前列腺癌患者主要是老年男性,新诊断为前列腺癌的患者中位年龄超过70岁,高峰年龄超过75岁。根据统计,年龄小于39岁的个体,患前列腺癌的可能性为0.005%,40～59岁年龄段增至2.2%(1/45),60～79岁年龄段增至13.7%(1/7)。

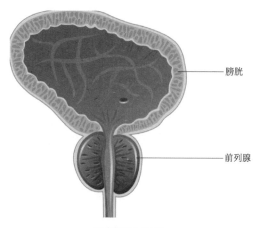

· 前列腺示意图 ·

136. 前列腺癌有哪些症状

前列腺癌的主要症状可以归纳为两方面，一是前列腺癌增大，导致局部的解剖结构受压而出现相应的压迫症状；二是前列腺癌侵犯周围组织或者转移到其他部位引起的转移症状。

首先是压迫症状。由于前列腺在解剖位置上包裹着尿道和输精管，毗邻后方的直肠，因此当前列腺出现恶变后会出现尿道阻塞、精囊腺阻塞和直肠阻塞的相应症状。由于尿道包裹在前列腺的中央，因此尿道阻塞症状是前列腺癌患者中最常见的症状。临床上表现为排尿困难，包括尿不出、尿线细、尿程短、淋漓不尽、尿流中断等，在早期的表现多为夜尿增多、尿频、尿急等局部刺激的症状，这常常与良性前列腺增生的症状相似，容易被忽视。压迫输精管后会导致少精或无精。当前列腺癌增大到一定程度，压迫后方的直肠会引起排便困难、大便变细、腹痛等肠梗阻的症状。

其次是侵犯或转移所导致的症状。如果前列腺癌侵犯尿道或者膀胱，导致尿液经过的地方出现破溃，就会出现小便带血。当然，侵犯到了后方的直肠，引起直肠破溃就会出现大便带血的现象。

转移所导致的症状根据不同的部位而不同。前列腺癌最常见的转移部位是骨骼，因此，出现转移部位骨骼的疼痛、病理性骨折甚至局部压迫引起截瘫等是前列腺癌骨转移最常见的症状。除了骨转移引起的症状之外，前列腺癌还可以出现盆腔淋巴结转移导致输尿管扩张、下肢水肿；肝脏转移导致肝功能异常、转氨酶异常；肺转移引起呼吸困难等症状。

137. 哪些人容易患前列腺癌

对于肿瘤排查而言，判断是否属于"高危人群"非常重要，如果是"高危人群"，则需要提高警惕，必要时进行有针对性的检查，对异常检查结果进行合理的随访。"高危人群"的判断对于患者而言有助于提高警惕，出现相关的症状时及时就医；对于医生而言有助于制订合理的排查方案，既能尽早发现肿瘤，又不至于对非肿瘤人群进行过度的检查。对于前列腺而言，高危因素包括以下几条。

第一，年龄大于60岁的人群。前列腺癌是一个老年男性易患的疾病，新诊断的前列腺癌患者的中位年龄为72岁，发病的最高峰是75～79岁。我国50岁以下的男性中前列腺癌发病率很低,而大于60岁的男性中前列腺癌发病率显著增高。

第二,家族中有前列腺癌患者的人群。如果1个男性的一级亲属(父亲或兄弟)患有前列腺癌,那么他自己患前列腺癌的风险增加1倍;如果2个或2个以上的一级亲属患病,那么他自己患前列腺癌的风险增加5～11倍。除此之外,有前列腺癌家族史的个体患前列腺癌的平均年龄要提前6～7年。我们把家族中有3个或3个以上亲属患病,并且至少2个亲属在55岁之前发病的前列腺癌患者称为遗传性前列腺癌,这部分前列腺癌约占所有患者的9%。

第三,高脂饮食的人群。外源性因素与前列腺癌的关系还在研究当中,尚无明确的结论。但是比较一致的意见是高脂饮食是前列腺癌的重要危险因素。除了危险因素外,前列腺癌可能的保护因素包括饮用绿茶、阳光照射(补充维生素D)和食用番茄(番茄红素)。

综上所述,前列腺癌是具有一定遗传因素影响,与年龄高度相关的疾病,可能的危险因素是高脂饮食,而可能的保护因素是维生素D、番茄红素和绿茶。

138. 前列腺癌是如何诊断的

前列腺癌的诊断依赖于三个方面,分别是症状、客观检查和病理检查。

一是前列腺癌的症状,我们说前列腺癌会有局部阻塞的症状、侵犯的症状和转移的症状,对于前列腺癌的诊断有提示的作用。二是客观的检查,包括查体、血液学检查和影像学检查。查体就是临床上常用的前列腺触诊,医生通过患者的肛门,隔着肠壁触摸前列腺,得到前列腺的大小、硬度等信息,帮助诊断。血液学检查主要是指肿瘤标志物,即我们常用的前列腺特异性抗原(PSA),PSA的异常升高也是诊断前列腺癌的佐证。而影像学检查包括常用的B超、CT和MRI直接观察前列腺,针对不同的转移部位也可以选取相应的检查方法。三是前列腺的病理学检查,这是诊断前列腺癌的关键检查。

在临床工作中,医生会根据患者的症状、家族史、前列腺指诊等综合因素,为患者选择相应的客观检查,如肿瘤标志物、前列腺B超、CT或MRI,必要时采取穿刺的方法明确病理,最后确定前列腺癌的诊断。

目前常用的获取病理的方法为经直肠超声引导下的前列腺穿刺术。简单地说这种穿刺检查就是把特殊的超声探头通过肛门进入肠道,紧贴着肠壁观察直肠前方的前列腺,进而对可疑部位进行穿刺或者是按照一定的穿刺方位进行穿刺,获取组织进行病理学检查。

如果前列腺癌出现了远处转移,对远处转移部位的穿刺活检也是获取组织,进而明确诊断的一种方法。

139. 前列腺肥大和前列腺癌有关吗

前列腺肥大是比较通俗的说法,准确的说法应为"良性前列腺增生(benign prostatic hyperplasia, BPH)",是中老年男性常见的疾病,根据我国泌尿外科的指南,良性前列腺增生的患者在老年男性中的发病率相当高。最初通常发生在40岁以后,到60岁时大于50%,80岁时高达83%。良性前列腺增生也会导致尿路梗阻等相应症状,临床上表现为夜尿增多、排尿困难等。既然良性前列腺增生发病率如此之高,它和前列腺癌有关系吗? 是否患有良性前列腺增生的患者需要特别警惕前列腺癌呢?

从前列腺癌的病因学角度,并没有发现良性前列腺增生与前列腺癌有关,假想一下,如果良性前列腺增生与前列腺癌有因果关系的话,按照80岁以上良性前列腺增生的发生率为83%进行计算的话,80岁以上的前列腺癌患者岂不是多得令人咋舌?

但是,由于良性前列腺增生的临床症状与前列腺癌有相似之处,故而在某些情况下会导致患者放松警惕,将原本是前列腺癌引起的尿路梗阻症状误以为是前列腺增生引起,没有进行正规诊治,贻误了治疗的机会。

从另外一个角度,前列腺癌会导致前列腺肥大吗? 答案是肯定的。我们知道肿瘤的特性就是生长失去控制,前列腺癌会无限制的生长,导致前列腺的体积明显大于正常前列腺,此时的前列腺当然是"肥大"的,会导致尿路梗阻,引发和良性前列腺增生相似的症状。但前列腺癌所引起的"肥大"并非良性,而是恶性的。

140. PSA升高一定是前列腺癌吗

很多人都知道PSA的英文是prostate specific antigen,即前列腺特异性抗原,是筛查和诊断前列腺癌,包括随访前列腺癌治疗效果时非常重要的指标。那么,PSA升高一定是前列腺癌吗?

首先,PSA属于肿瘤标志物的一种,当然具有所有肿瘤标志物的"共性",

即敏感性和特异性均达不到100%。简单地说，确定前列腺癌的患者中，PSA可能不高；确定没有前列腺癌的患者中，PSA不一定不高。换句话说，PSA正常不能排除前列腺癌，PSA升高也不能确定前列腺癌的诊断。

为何PSA升高不一定是前列腺癌呢？主要原因就在于影响PSA的因素较多，例如前列腺触诊、膀胱镜检查、导尿、前列腺穿刺等检查或操作均可引起PSA不同程度的升高，甚至男性射精后前列腺抗原也会升高。所以一般临床上要求在前列腺按摩后1周，膀胱镜检查、导尿等操作后2天，前列腺穿刺1个月，射精后1天方可进行前列腺特异性抗原的检查。此外，良性前列腺增生、前列腺炎等疾病也可以引起PSA的升高，所以当检查PSA时有急性前列腺炎、尿潴留等疾病，也会对检查结果造成干扰。

此外，PSA单纯升高的意义也相对有限，很多情况下还需要根据PSA中游离PSA (fPSA) 与总PSA的比值来看其升高的临床意义，除此之外还有PSA升高的速率、PSA与前列腺大小的比值等协助判定PSA升高的临床指标。

综上所述，PSA作为肿瘤标志物的一种，虽然对前列腺癌的诊断和疗效评估以及病情监测有很好的意义，但是不能简单地说PSA升高就是前列腺癌，需要结合其他临床因素综合判断其临床意义。

141. 直肠指诊在前列腺癌诊断中的意义

看了标题后可能有人会不明白，我们谈的是前列腺癌的诊断，为什么要检查直肠呢？其实，原因就在于前列腺的解剖部位就在膀胱的下方，直肠的前方，距离肛门5 cm左右。通过直肠指诊可以直接隔着薄薄的直肠前壁触及前列腺，根据触诊的结果决定后续是否进行进一步的检查。直肠指诊在前列腺癌诊断中的意义就和女性的乳腺癌进行触诊一样，简单而重要。

由于前列腺癌的发生部位大多数位于所谓的"外周带"，对于有经验的临床医生来讲，非常容易通过触诊发现前列腺的异常，进而结合PSA的检查结果，确定是否进行后续进一步的检查。根据2014版中国指南，仍然将直肠指诊联合PSA检查作为目前公认的早期疑似前列腺癌的最佳检查方法。

但是要提醒大家的是由于前列腺指诊可能会影响PSA的检查结果，所以一般前列腺指诊多放在PSA检查之后进行，否则可能会造成临床上的误判。

最后，科普一下有关直肠指诊的细节问题。有很多人惧怕直肠指诊，不敢或不愿接受。请换个角度思考，一个人便秘时所排出的大便的直径有多大，而指诊时医生的手指直径又有多大？所以指诊不会带来较多不适，主要是克服心理上的障碍和恐惧。

142. 前列腺癌排查的一般建议

由于前列腺特异性抗原(PSA)在前列腺癌患者中敏感度很高，因此前列腺癌排查的最简便方法就是进行PSA的检查，对于PSA异常的患者进行后续的随访及进一步的影像学、病理学检查。

因为前列腺癌在欧美国家发病率较高，所以在欧美国家进行了一些通过PSA筛查从而排查前腺癌患者的研究，但研究结果引发了很大的争议。支持进行筛查者认为对适当人群进行筛查可以早期发现前列腺癌，从而降低前列腺癌的死亡率；但反对者认为PSA升高的人群中相当一部分并非前列腺癌，普遍进行筛查有过度诊断之虞。

根据美国泌尿外科协会的指南，不建议在40岁以下的人群和70岁以上的人群中筛查，没有危险因素时，不建议在40～54岁的人群中筛查，而55～69岁的人群中，每筛查1 000人，可以减少1人前列腺癌导致的死亡。此外，筛查的间期为每2年1次，以减少过度诊疗。目前在我国尚无统一的规范，根据国外的指南，建议如下。

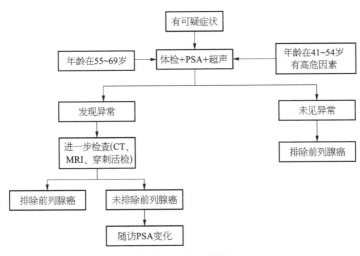

· 前列腺癌排查建议 ·

胆囊癌

　　胆囊癌虽然发病率不高,但恶性程度却不低,预后也并不乐观。其重要原因是胆囊癌的早期诊断率低,许多患者是在出现了转移之后才被发现。如果能够对胆囊癌的症状和早期表现有更多的了解,将有助于早期发现和根治胆囊癌。本章节将告诉大家胆囊息肉与胆囊癌的关系,胆囊癌如何排查以及发现胆囊可疑异常之后的处理方式。

143. 胆囊癌是什么

胆囊是人体用以储存胆汁的器官，为何要储存胆汁呢？这要从肝脏的功能和消化的需要讲起。我们知道，肝脏是人体最大的"化工厂"，一刻不停地为人体制造各种蛋白质，降解各种有毒物质。此外，还在努力地分泌胆汁。胆汁是消化脂肪的重要物质，人体摄入的脂肪经过口腔的咀嚼和胃的搅拌后来到肠道，在胆汁的作用下乳化成很小的脂肪颗粒，进而在脂肪酶等的作用下进一步降解而被肠道吸收。

有心的读者可能会想，人体进食是有时间段的，并非一刻不停地在吃饭，但是胆汁的分泌是持续性的，怎样能保证需要胆汁的时候它才出现呢？这就是胆囊存在的意义：储存胆汁。正常情况下肝脏分泌的胆汁经过胆管到达胆囊内储存起来，待进食的时候再同步排入消化道中，保证胆汁与进食的一致性。胆汁相对而言是一种腐蚀性较强的体液，如果在病理情况下进入腹腔则会诱发很严重的胆汁性腹膜炎；此外胆囊还常常发生结石等良性疾病，不断地摩擦胆囊的囊壁，久而久之就有可能发生胆囊癌。

医学上对胆囊癌的定义是"原发于胆囊的上皮来源恶性肿瘤"，其中有3个要点，分别是原发、上皮和恶性。

原发的概念是胆囊自己长出来的，如果是其余部位长出来的肿瘤转移到或者侵犯了胆囊则不能称之为胆囊癌；上皮指的是组织来源，主要是从胚胎发育的角度进行分类，例如胆囊自己长出的肉瘤也属于恶性肿瘤，但严格意义上不能称之为胆囊癌；恶性很好理解，指的是肿瘤的生物学行为具有侵袭性，胆囊来源的腺瘤、息肉则不能称之为胆囊癌。

胆囊癌在临床上是一种相对不多见的肿瘤，根据2015年国内的指南，胆囊癌仅占所有胆管恶性肿瘤的0.4% ～ 3.8%。同时胆囊癌的临床症状不典型，早期诊断相对比较困难，很多情况下需要手术来明确诊断。

144. 胆囊癌有哪些症状

胆囊癌的临床症状表现不典型，早期可以不出现任何症状；当逐渐长大后可能会在B超或CT、MRI中有异常的表现；增大到一定程度时压迫和浸润周围器官则出现较为明显的临床症状。当出现明显的临床症状时肿瘤往往已经出现了浸润和转移,预后较差。胆囊癌的临床症状可归纳为腹痛、腹部肿块、黄疸和消化道出血。

(1) 腹痛:当胆囊癌在特殊的情况下生长在胆囊的"颈部"时,在肿瘤没有出现明显的浸润或转移的情况下可以堵塞胆管,引起胆囊内胆汁引流不畅,在临床上表现为类似于急性胆囊炎的右上腹疼痛症状,进食油腻食物后诱发。此时如果能够发现胆囊癌并进行切除,患者可能获得较好的治疗效果。在临床上有大约1%诊断为"急性胆囊炎"进行手术治疗的患者在术后被证实为胆囊癌。

(2) 腹部肿块:当胆囊癌逐渐增大,导致局部有肿块的时候往往已经出现了浸润或者转移。肿块较小的时候可以通过B超、CT或MRI发现,当肿块较大的时候甚至可以通过查体而触及。

(3) 黄疸:由于胆囊的位置毗邻肝门,而肝门又是胆汁运输的"排水总管",因此当胆囊癌增大到一定程度出现肝门部胆管的压迫或者转移到肝门部的淋巴结压迫胆管均可以引起黄疸的症状,在临床上表现为眼黄、尿黄的症状。这种情况下也是胆囊癌较晚的临床表现。

(4) 上消化道出血:由于肿瘤的血供丰富,当胆囊癌局部破裂出血可引起血液向下留到肠道内,出血量小时随着粪便排出体外,而出血量大时可能出现呕血的表现。

综上所述,胆囊癌的临床表现特异性不强,早期的表现少,对胆囊癌的排查主要依赖于影像学检查。

145. 哪些人容易患胆囊癌

易患胆囊癌的人群在医学上称之为胆囊癌的"高危人群",识别高危人群有助于医生制订合理的排查方案,而对高危人群的正确认识也有助于民众提高胆囊癌排查的意识。根据我国的胆囊癌诊治指南,目前从医学的角度确定的胆囊癌的高危因素有以下这些。

(1) 性别:胆囊癌好发于女性,而男性相对少见。女性和男性的胆囊癌患者比例为3:1。

(2) 年龄:胆囊癌好发于40岁以上的人群,到70岁左右达到发病的高峰。

(3) 胆囊结石:绝大多数胆囊癌合并胆囊结石,从发病机制的角度解释是由于胆囊结石对于胆囊的持续刺激。有胆囊结石的人群胆囊癌的发病率要比没有胆囊结石的人群高8倍以上。而胆囊结石大于3 cm的时候发病率要增加10倍以上。

(4) 慢性胆囊炎：慢性胆囊炎可导致黏膜腺体内出现钙化,钙化可引起胆囊壁变为质地较硬、易碎的"瓷性胆囊"。钙化和瓷性胆囊均认为是胆囊癌的癌前病变。

(5) 解剖异常：指胆管和胰管合流异常,为先天性的畸形,胆管中负责保证胆汁单向流动的肌肉功能丧失,容易出现胰液流入胆囊,刺激胆囊壁恶变。

(6) 肥胖和糖尿病：体重指数 (BMI,计算方法为体重除以身高的平方,单位为 kg/m^2) 大于30 kg/m^2 的人群中胆囊癌的发病率明显升高。体重指数每增大5 kg/m^2,胆囊癌的发病率在男性中增加1.09倍,在女性中增加1.59倍。糖尿病会导致多种代谢异常,包括结石的高发,可协同促进胆囊癌的发生。

(7) 胆囊癌家族史。

146. 胆囊癌是如何诊断的

胆囊癌的诊断与其他肿瘤类似,包括症状和体征,生化和影像学检查,以及病理学检查。

症状是患者就诊的主要原因,如前所述,胆囊癌可能有腹痛、腹部肿块、黄疸以及上消化道出血的症状,但这些症状不是特异性的,早期也不一定出现。而体征是患者就诊后医生经过初步体检的发现,由于胆囊癌的位置在腹腔中,因此胆囊癌的体征较少,也不具备特异性。因此,症状和体征对于胆囊癌的诊断仅具提示意义。

生化检查主要是指肿瘤标志物,胆囊癌可以引起癌胚抗原 (CEA) 和糖类抗原19-9 (CA19-9) 的升高,因此当怀疑胆囊癌时这两项肿瘤标志物的升高是很好的佐证。影像学检查包括B超、CT和MRI,其中B超最为常用,经济易行,是发现胆囊异常的理想手段;CT和MRI较B超而言更加客观,在胆囊癌的诊断和疗效评估中具有较为重要的意义。但无论是肿瘤标志物还是影像学检查,均不能确诊胆囊癌,更不能确定胆囊癌的具体类型。

病理学检查是诊断胆囊癌的"金标准",胆囊癌的病理类型常见的有乳头状腺癌、浸润型腺癌、硬化型腺癌和黏液腺癌。获取病理诊断的前提是取得病理组织,而由于胆囊的特殊性,在其他瘤种中常用的穿刺活检获取病理组织的方法在胆囊癌患者中不适用。因为胆囊内含有胆汁,而一旦胆汁漏到腹腔内将会引起较为严重的胆汁性腹膜炎,因此,胆囊的穿刺在临床上很少实施。一旦怀疑胆囊癌的可能,就会尽快选择手术切除胆囊的方法获取病理诊断。此外,临床上相当多的胆囊癌患者是因为"胆囊炎""胆囊结石""胆囊息肉"等疾病进行手术切除后病理检查时无意发现的。

147. 胆囊息肉和胆囊壁胆盐结晶与胆囊癌有关吗

我们常常在体检报告中看到"胆囊息肉""胆囊壁胆盐结晶"的诊断,这些疾病与胆囊癌是否相关呢? 是不是发现就要进行手术呢?

我们说所谓的息肉就是在正常的结构上多长出了一块肉,例如我们常说的鼻息肉、结肠息肉、胆囊息肉等。息肉仅仅是一个形态学上的描述,根据不同的组成,胆囊息肉又可以分为四大类。第一类是胆固醇息肉,这类息肉是由于进食过多的胆固醇,沉积在胆囊壁造成息肉样改变,占所有息肉的60% ～ 70%,是一种良性疾病。我们在B超报告上看到的"胆囊壁胆盐结晶"其实就是指胆固醇结晶。第二类是炎性息肉,往往是在胆囊炎、胆囊结石的刺激下形成的局部炎症样改变,也属于良性疾病。第三类是腺瘤样息肉,这类息肉占胆囊息肉的15%左右,具有恶变的可能。第四类是胆囊腺肌症,是指一部分或者是整个胆囊壁的增厚,也具有一定恶变的可能。

对于胆囊息肉而言,是否手术的前提就是胆囊息肉的性质。在判断胆囊息肉的性质方面,可以结合B超、CT和MRI等影像学检查方法,进行初步的判断。但是,影像学对于胆囊息肉判断的准确率其实并不高,在很多情况下需要多个检查互相佐证,甚至是动态观察息肉的变化来确定是否手术。在临床上,往往对于单发、直径 > 1 cm、广基的胆囊息肉,在随访过程中出现增大的息肉建议进行预防性切除,以杜绝息肉恶变成为胆囊癌的后患。

根据我国2015年11月颁布的《胆囊癌诊断和治疗指南(2015版)》以下特征提示息肉的恶变倾向增高。① 息肉直径 > 10 mm (约1/4发生恶变)。② 息肉直径 < 10 mm合并胆囊结石、胆囊炎。③ 单发息肉或无蒂息肉,且迅速增大者 (增长速度 > 3 mm/6 个月),年龄 > 50岁的胆囊息肉患者。

148. B超——经济又实用的胆囊疾病诊断方法

在胆囊疾病的诊断中,B超具有非常明显的优势,是临床上诊断胆囊疾病和排查胆囊癌的利器。

首先,B超检查方便易行,可重复性高。在进行胆囊检查之前只需要空腹就可以了,在空腹的状态下胆囊内有胆汁充填,而液体是超声的优势所在,能够很好地显示胆囊壁、胆囊内的病变。超声检查不会有任何的创伤或者是放射性的损伤,每次检查耗时短,花费少,是临床上观察胆囊的首选方法。

其次,B超检查对于胆囊常见疾病具有较好的诊断价值。最常见的胆囊疾病是胆囊炎、胆囊结石。在胆囊炎的情况下,B超可以看到胆囊壁增厚、水肿;在胆囊结石的情况下,B超可以看到胆囊内有亮亮的东西(高回声,结石的特征),并且在它后面有一片没有回声的区域(声影),当体位变化时这个高回声的东西会随之移动。

当胆囊内壁出现异常的占位时,可能为胆囊息肉或者是胆囊癌。由于胆囊内充填胆汁后在超声下胆囊壁有很好的显影,因此容易发现胆囊壁的异常占位。但胆囊壁的异常占位在普通超声下仅可观察形态,无法明确血流的情况,此时可以通过彩色多普勒及超声造影的方法观察血流情况,协助判断占位的性质。

当然,超声检查也有不足之处,主要是超声检查受气体的干扰。在存在气体干扰的时候超声检查视野为白茫茫一片,什么也看不清楚。在某些特殊情况下,例如患者肥胖或者是肠道内很多积气,就会干扰超声检查。此时的解决方法是利用超声内镜,将超声放在胃镜的探头上面,隔着胃壁直接观察胆囊的情况。

当然,当临床高度怀疑胆囊癌的时候不可仅仅使用单一的超声检查方法,还需要结合CT、MRI等手段多角度、多层次地明确病灶的性质并且指导后续的诊断和治疗。

149. 胆囊癌排查的一般建议

由于B超的广泛应用,发现胆囊异常不是难事,关键的问题在于什么样的异常提示可能有胆囊癌的存在,需要进一步的处理。这里结合我国2015年

11月颁布的《胆囊癌诊断和治疗指南(2015版)》，将胆囊癌筛查的建议列举如下。在发现胆囊息肉并出现下列情况时，建议间隔6～12个月行彩色多普勒超声动态检查胆囊：① 胆囊息肉；② 年龄超过50岁，特别是女性；③ 肥胖症；④ 有胆石症或胆囊癌家族史。

当出现以下情况时，建议直接手术。① 直径＞3 cm的胆囊结石。② 合并有胆囊壁不均匀钙化、点状钙化或多个细小钙化的胆囊炎以及瓷性胆囊。③ 胆囊息肉直径＞10 mm；胆囊息肉直径＜10 mm合并胆囊结石、胆囊炎；单发或无蒂的息肉且迅速增大者(增长速度＞3 mm/6个月)。④ 合并胆囊结石、胆囊炎的胆囊腺肌症。⑤ 胰胆管汇合异常合并胆囊占位性病变。⑥ 胆囊结石合并糖尿病。

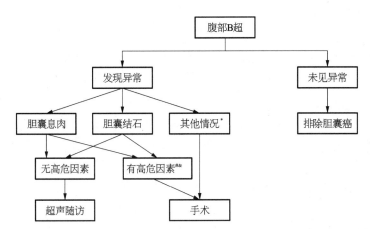

* 其他情况：① 合并胆囊结石、胆囊炎的胆囊腺肌症；② 胰胆管汇合异常合并胆囊占位性病变；③ 胆囊结石合并糖尿病。

胆囊结石高危因素：① 直径＞3 cm；② 合并胆囊壁钙化和瓷性胆囊。

& 胆囊息肉高危因素：① 直径＞1 cm；② 直径＜1 cm但合并胆囊结石、胆囊炎；③ 单发或无蒂息肉且6个月直径增大超过3 mm。

·胆囊癌排查建议·

卵　巢　癌

　　卵巢癌在女性生殖系统肿瘤中发病位居首位,其起病和转移有独特的临床表现。本章节将教会大家如何知晓卵巢癌的早期症状,读懂卵巢癌相关的肿瘤标志物,了解卵巢癌的高危人群,明白卵巢癌排查的方法和手段,最后清楚如何进行卵巢癌的排查。

150. 卵巢癌是什么

卵巢是分泌雌激素和产生卵泡,维持女性生殖功能的内分泌器官,医学上将原发于卵巢的恶性肿瘤统称为卵巢癌。

卵巢在解剖学上的位置在"盆腔"内,位于子宫的后外侧,通过盆腔的韧带与子宫和盆壁相连,左右卵巢分别在子宫底的左侧和右侧,像是通过输卵管与子宫相连的两个"灯泡"一样,因此卵巢癌又分为左侧卵巢癌、右侧卵巢癌和双侧卵巢癌。由于输卵管和卵巢无论是解剖学上还是功能上均具有密切的关系,因此在医学上将卵巢和输卵管统称为"附件",在超声的申请和报告单上常常可以看到"子宫附件"的说法,就是指子宫和输卵管、卵巢。

卵巢在功能上主要是分泌雌激素和产生卵泡,因此随着女性生理周期的变化卵巢的大小略有不同,在同一个个体,左侧和右侧卵巢的大小也不完全一致。随着年龄的增长,生殖功能逐渐衰退,卵巢也逐渐萎缩。正常成年人卵巢的大小约为长度 3 cm,宽度 1.5 cm,厚度 1 cm,约为拇指头大小,如果在超声检查时发现卵巢明显增大,需警惕卵巢恶变的可能,进行进一步的检查明确。

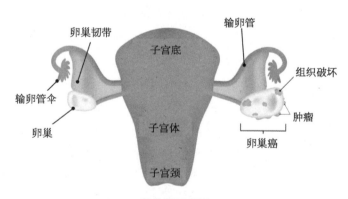

· 卵巢癌示意图 ·

151. 卵巢癌有哪些症状

由于卵巢位于盆腔,周围有肠道等器官,同时腹腔内脏器的定位不如肢体、躯干等准确,故而卵巢癌的早期症状不明显。总体来看,提示可能是卵巢癌的症状主要归纳为以下几点。

(1) 发现增大的卵巢。由于卵巢位于盆腔内部，看不见，摸不着，因此，早期的卵巢癌往往没有明显的症状，主要是通过体检或是进行其他疾病的诊断时做影像学检查发现卵巢增大，进而进一步检查发现的。当然，卵巢增大的原因除了卵巢癌之外还有卵巢囊肿等良性疾病，不同的疾病有不同的影像学表现，可以进行初步的鉴别。

(2) 不明原因的腹水。卵巢是通过一些韧带"悬吊"在盆腔内的器官，当卵巢癌出现进展，突破了卵巢的包膜之后，癌细胞很容易掉进盆腔内，而盆腔与腹腔是相互连通的，就会出现腹腔积液，通俗地说就是腹水。少量的腹水可能没有任何的症状，主要是通过B超、CT等影像学检查发现的；当腹水量增大，就可能出现腹胀等消化道症状。

(3) 回流通路的阻塞。当卵巢癌进展，局部压迫盆腔内血管或淋巴管的回流，就可能导致回流受阻，进而引发下肢水肿、会阴部水肿等症状，伴随水肿而来的还有局部的胀痛不适。

(4) 受到影响的月经。我们知道卵巢的主要功能之一是分泌雌激素，当未绝经的女性罹患卵巢癌，而卵巢癌完全破坏了卵巢的正常细胞之后，就会导致雌激素的分泌障碍，最常见的表现就是影响了正常的月经。出现月经不调、提前绝经等症状。这在卵巢癌患者中相对少见，属于比较晚期的症状。

(5) 持续升高的肿瘤指标。在常规的体检中，往往会涵盖与卵巢癌相关的肿瘤指标。传统上，糖类抗原125 (CA125) 是卵巢癌比较敏感的指标；之后应用于临床的人附睾蛋白4 (HE-4) 在卵巢癌的诊断中具有比较好的敏感性和特异性。因此，当体检发现相应肿瘤指标的持续升高就需要结合症状、体征和其他检查结果综合判断有无卵巢癌的可能。

152. 哪些人容易患卵巢癌

所有肿瘤的发生无外乎内因和外因两个方面，卵巢癌也不例外。

从内因的角度来看，以下人群是卵巢癌的高危人群。① 有遗传性卵巢癌家族史的人群。当家族中有直系亲属患卵巢癌时，家族中女性个体患病的概率增加。② 有乳腺癌家族史的女性。虽然乳腺与卵巢貌似两个器官，但乳腺癌家族史的人群中卵巢癌也高发。近些年的研究表明乳腺癌与卵巢癌在发病机制方面有共同之处,例如家族性卵巢癌或乳腺癌的人群中*BRCA*基因突变率均高于正常人群。③ 有遗传性非息肉性结直肠癌家族史女性。和乳腺癌类似,在遗传性非息肉性结直肠癌家族中的女性,其卵巢癌的发病率也相应升高。

从外因的角度,由于卵巢是女性的性腺器官,具有周期性排卵的功能,在周期性排卵的过程中卵巢内的上皮会破裂、修复,伴随细胞的增生活跃,在此过程中基因出错的可能性就会增大。因此,卵巢暴露在激素的时间延长时,发生卵巢癌的可能性就会升高。从这个角度,初潮早、绝经晚、未生育、未怀孕的女性罹患卵巢癌的可能性增大。

此外,环境因素和生活习惯对卵巢癌的发病也有影响。流行病学研究发现工业化程度高的地区卵巢癌发病率增高,且呈年轻化趋势,其原因可能与许多日用品、食品中的化学物质有类似于激素的作用,对卵巢产生了不良的刺激。从生活习惯的角度,进食过多高热量、高脂肪的食物和缺乏运动导致肥胖也与卵巢癌的发病相关。

153. 卵巢癌会遗传吗

刚才提到了卵巢癌的"内因",显而易见,这种"内因"是基于遗传基因本身的肿瘤易感性,从这个角度讲,卵巢癌是具有一定遗传倾向的。

从卵巢癌的遗传特性来看,许多部位的肿瘤都与卵巢癌的高发相关,例如结直肠癌、胃癌、肾盂癌等。最常见的就是我们常说的Lynch综合征,又称为遗传性非息肉病性结直肠癌。所谓的Lynch综合征主要是遗传基因中错配修复基因发生了异常。错配修复基因的主要功能是负责将细胞更新时不小心出错的DNA进行修复,从源头上避免肿瘤发生恶变。而Lynch综合征的患者由于错配修复基因的缺陷,不仅容易患结直肠癌,也容易患卵巢癌、子宫内膜癌、胃癌等恶性肿瘤。除了Lynch综合征,还有一些遗传疾病如PJ综合征也可能导致卵巢癌的发病率升高。当然,在所有卵巢癌中,具有遗传潜能(有遗传基因突变)为20% ~ 25%,绝大多数"散发性"的卵巢癌是不具有遗传潜能的。

需要特别指出的是这里所说的"遗传"与我们传统意义上的遗传病是有区别的。我们传统意义上的遗传病是指携带基因就发病(显性遗传)或50%

的机会将基因遗传给后代(隐性遗传),但卵巢癌的遗传只是发病的可能性升高,即使携带某个或多个高危基因,也不一定发病。此外,传统意义上的遗传病的致病基因往往是明确和单一的,但卵巢癌的致病基因还不是特别明确,可能与多个基因有关。

154. 卵巢癌会传染吗

癌症不是传染病,卵巢癌也一样,不会导致个体间的传播。对于卵巢癌患者来说,日常生活不需要特殊的防护。卵巢癌患者完全可以和健康的家庭成员一起进食、娱乐。卵巢癌细胞离开人体后无法正常存活,不具备个体之间传播的能力;即便是卵巢癌细胞非常巧合地到了另外一个个体的体内,也会被强大的免疫系统所识别并杀伤,无法正常存活;再者,在卵巢癌发病的过程中,没有类似于乙肝病毒引起肝癌这样明确的传染因素的参与。因此,日常生活中对于卵巢癌患者不需要进行特殊的防护。

此外,卵巢癌患者可以正常进行的性生活。有人担心因为卵巢是女性生殖器官,担心癌细胞会通过性生活进行传播。这里要告诉大家的是卵巢虽然是女性的生殖器官,但癌细胞不具备在不同个体间进行传播的能力。虽然性生活属于密切接触,可能会传播日常接触无法传播的疾病,但卵巢癌与此无关。

综上所述,卵巢癌不传染,卵巢癌患者完全可以和健康人一样参加家庭和社会的各种活动。

155. 卵巢癌是如何诊断的

卵巢癌的诊断依赖于症状、体征和客观检查结果。所谓的症状是患者自身的不适感觉,往往是卵巢癌的提示或预警;体征是医生体格检查到的结果,多是卵巢癌的佐证;客观检查包括血液学检查、影像学检查和病理学检查,其中血液学检查是提示,影像学检查是重要的依据,病理学检查是金标准。

卵巢癌的症状不具备特异性,早期卵巢癌多不引起明显症状。当卵巢癌发展到一定程度,引起腹水的时候可能有腹胀等消化道症状出现。

卵巢癌的体征同样不特异,早期卵巢癌无法检查到任何客观的异常,待卵巢癌发展到一定程度，引起腹水的时候可能会出现腹围增大、移动性浊音（判断是否存在腹水的客观检查方法）阳性的体征；如果卵巢癌导致下肢静脉或淋巴回流受阻就会出现下肢肿胀的体征；卵巢癌转移到其他部位也可出现相应体征，例如转移到浅表淋巴结就可以触及淋巴结肿大。

卵巢癌的客观检查包括血液学、影像学和病理学。其中血液学检查主要是指CA125，在卵巢癌的患者中敏感性较高，但该指标的特异性不强。影像学检查可以是简单的B超，也可以是CT或者MRI，可以明确观察卵巢的大小以及卵巢周围淋巴结和其他脏器是否有转移等情况。病理学检查是诊断卵巢癌的金标准。最常用的明确卵巢癌病理的检查手段包括直接切除卵巢后的病理检查、原发病灶或转移病灶的穿刺活检或是腹水脱落细胞学检查。

综上所述，卵巢癌的诊断需要医生根据患者的临床表现安排相应的影像学检查进一步鉴别，最后的明确诊断依赖于手术或穿刺的病理学诊断。

156. *BRCA*基因与卵巢癌

2014年12月19日，美国FDA批准抗癌新药奥拉帕尼（Lynparza），治疗既往化疗失败的晚期卵巢癌，或者怀疑*BRCA*基因突变的晚期卵巢癌患者。这里姑且先不说奥拉帕尼的问题，我们一起来看一看*BRCA*基因与卵巢癌是什么关系。

*BRCA*基因有*BRCA1*和*BRCA2*之分，分别是在1990年和1994年发现的与乳腺癌发病相关的基因，因此命名为*BRCA*（breast cancer）基因，这两个基因是分别位于不同染色体上的抑癌基因，目前已知的*BRCA*基因突变的类型有数百种之多，为了方便起见，将*BRCA1*和*BRCA2*一起讨论。当*BRCA*基因发生突变的时候，其正常的抑制肿瘤的作用缺失，因此恶性肿瘤的发病率升高。最常见的是乳腺癌发病率升高，此外卵巢癌和其他恶性肿瘤（如胰腺癌）的发病率也相应升高。

有流行病学的研究显示，女性一生中罹患卵巢癌的概率为1%～2%，但如果携带*BRCA*基因突变，那么发病的概率大大增加。有*BRCA1*基因突变的女性为21%～51%，有*BRCA2*基因突变的女性为11%～17%。

临床上，根据卵巢癌的发病特点，分为散发性卵巢癌与家族遗传性乳腺癌/卵巢癌综合征 (hereditary breast and ovarian cancer syndrome, HBOC)。约有10%的卵巢癌患者属于HBOC,表现为发病年龄早,病理类型以浆液性乳头状囊腺癌为主,相对预后较好。此外,在HBOC患者中,抑癌基因 *BRCA1* 和 *BRCA2* 的突变率明显升高。

157. CA125升高一定是卵巢癌吗

CA125是临床上常用的肿瘤标志物,与卵巢癌的相关性较强,但是CA125升高不一定是卵巢癌,为什么呢?

首先,我们说CA125的特异性不强。除了卵巢癌之外,其他的恶性肿瘤也可能导致CA125升高,例如消化道肿瘤、宫颈癌、乳腺癌、胰腺癌、肺癌等肿瘤也可以看到CA125的升高。不仅是恶性肿瘤,某些非肿瘤性疾病也可以引起CA125升高,最常见的就是盆腔炎症、结核性腹膜炎、感染等情况。因此,CA125升高可能是良性疾病,也可能是其他恶性肿瘤,切不可一发现CA125升高就以为得了卵巢癌。

CA125对于卵巢癌的诊断特异性不强,因此CA125升高未必是卵巢癌。反过来说,CA125对于卵巢癌的敏感性如何?是否确诊卵巢癌的患者CA125一定升高呢?答案也是否定的。CA125在卵巢癌患者中的敏感性虽然较高,但也只有80%左右的卵巢癌患者会出现CA125的升高,并且在早期卵巢癌患者中,约有一半患者CA125并不升高。

基于CA125诊断卵巢癌的敏感性和特异性的问题,临床上还在不断开发新的卵巢癌相关的肿瘤标志物,目前已经应用于临床的指标是人附睾蛋白4 (HE-4),将CA125与HE-4联合协助诊断卵巢癌的敏感性和特异性均有所提升。

158. 卵巢癌排查的一般建议

由于卵巢位于盆腔的深部,早期症状不明显,故而卵巢癌的早期症状不具特异性。根据目前国内外关于卵巢癌早期筛查的研究结果,仍然没有研究证明在普通人群中进行卵巢癌筛查能够减少卵巢癌引起的死亡率。此处根据现有的临床结果给出相应推荐。

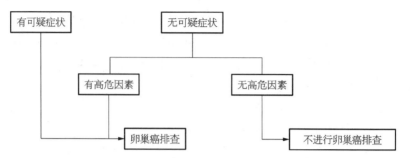

高危因素：① 有卵巢癌、乳腺癌或肠癌的家族史；② 有 *BRCA* 基因突变；③ 初潮早，绝经晚；
　　　　　④ 不育、未孕。
可疑症状：① 腹胀；② 腹痛；③ 进食饱胀感；④ 尿路症状（尿频、尿急），尤其当症状为新近发
　　　　　生且每月＞12 天时。（引自 NCCN 卵巢癌指南 2015 版）
卵巢癌排查项目：一般病史及体格检查，血液肿瘤标志物（CA125、HE-4），影像学检查（超声、CT 或
　　　　　MRI，根据患者及医疗单位具体情况选用）。

·卵巢癌排查建议·

恶性黑色素瘤

　　恶性黑色素瘤是欧美高发而亚洲和我国发病率相对低的恶性肿瘤,但可怕之处在于恶性黑色素瘤的恶性程度极高,容易出现复发转移,治疗困难。另外,我国的恶性黑色素瘤的发病与欧美不同,黏膜相关的恶性黑色素瘤发病率高,容易见到各种不同类型和表现的恶性黑色素瘤。本章节将通过经典的恶性黑素瘤的表现告诉大家如何警惕"高危黑痣",哪些征象是恶性黑色素瘤的可疑表现,为各位读者远离恶性黑色素瘤贡献力量。

159. 恶性黑色素瘤是什么

看过贺岁片《非诚勿扰2》的朋友们可能对孙红雷饰演的李香山在剧中所说的一句台词印象深刻，"哥得的不是病，是命！"在剧中表现了患上恶性黑色素瘤后的无助，从一个侧面反映了恶性黑色素瘤是一种高度恶性的肿瘤。

恶性黑色素瘤起源于身体的黑色素细胞，所谓的黑色素细胞绝大多数位于皮肤当中，可以产生黑色素，对周围的细胞起到保护的作用，避免紫外线的伤害。一般而言，肤色深的人，体内的黑色素细胞所产生的黑色素的量多，更加能够避开自然界中紫外线的辐射。不过非常有意思的是在不同的人种中进行的研究发现，黑色素细胞的含量在不同人种中差异不大，而不同人种肤色各异的主要原因是黑色素细胞产生黑色素的多少。

当黑色素细胞受到刺激（机械刺激、阳光损伤等），发生恶变后就产生了恶性黑色素瘤。由于白种人的皮肤中黑色素细胞产生的黑色素少，日光中的紫外线更容易对皮肤造成损伤，因此，白种人的恶性黑色素瘤发病率更高。在全球中，恶性黑色素瘤发病率最高的地区为澳大利亚的昆士兰州，而亚洲和非洲的发病率较低。两者之间的差距为数十倍。

除了皮肤组织有黑色素细胞外，黏膜组织（口腔、消化道、脉络膜等）也可能含有黑色素细胞，此处的黑色素细胞发生恶变一样可以产生恶性黑色素瘤。在临床上，原发于眼睛、脉络膜、胃肠道等部位的恶性黑色素瘤也不少见。在我国，恶性黑色素瘤的发病与欧美不同，我国的恶性黑色素瘤患者中，黏膜恶性黑色素瘤的比例高于欧美，而肢端恶性黑色素瘤的比例低于欧美。

160. 恶性黑色素瘤有哪些症状

恶性黑色素瘤的症状取决于肿瘤生长的部位和肿瘤进展的情况。与其他常见恶性肿瘤不同的是恶性黑色素瘤可以原发于全身多个器官，包括皮肤、头面部黏膜、甲床、消化道、眼、脑等，不同的部位可引起不同的临床症状。

恶性黑色素瘤最常见的部位为皮肤，包括肢端的皮肤和躯干的皮肤。由于恶性黑色素瘤往往和局部刺激相关，因此，皮肤的恶性黑色素瘤比较容易发生在经常受到摩擦的部位或是容易受到阳光照射的部位，临床上恶性黑色素瘤多见于下肢足部（摩擦），其次是躯干（尤其是腰部等容易受到摩擦的部位）、头面部（阳光照射）和上肢。皮肤的恶性黑素瘤最常见的症状就是色素痣短期内迅速增大，出现颜色变化（颜色变浅），周围出现卫星灶（与色素痣间有正常皮肤组织的病灶），局部溃疡，出血，瘙痒等。

出现在皮肤之外的恶性黑色素瘤表现各异。例如鼻腔黏膜的恶性黑色素瘤可以引起反复鼻出血、鼻塞等症状；鼻咽部的恶性黑色素瘤可引起出血、耳鸣等不适；眼部恶性黑色素瘤可表现为视力异常；颅内恶性黑色素瘤可引起头痛、肢体活动障碍、精神异常、癫痫发作等。

恶性黑色素瘤局限在原发部位时往往只引起原发部位的症状，当肿瘤进展，出现远处转移时也可以引起因转移灶而各异的症状。常见的转移部位包括肝、肺、骨、脑等，相应可引起腹部不适、肝功能异常、咳嗽、胸闷、骨痛等临床表现。

161. 哪些人容易患恶性黑色素瘤

恶性黑色素瘤的发病与先天和后天因素相关，先天因素是遗传易感性；后天因素主要是各种外界不良因素的刺激。

从先天因素的角度，人种是恶性黑色素瘤发病最关键的因素之一。我们知道，恶性黑色素瘤是欧美高发，而亚洲和非洲相对低发的恶性肿瘤。美国白种人的发病率超过美国黑种人的10倍以上，是美籍西班牙人的7倍，其根本原因就是人种不同。可以这样说，恶性黑色素瘤是白种人高发而有色人种低发的瘤种。除了人种外，家族中有恶性黑色素瘤患者的个体患病率升高3～8倍。此外，目前的研究表明恶性黑素瘤的发病与某些基因（*CDKN2A*、*BRAF*等）相关，如果携带这些致病基因，患病的概率会明显升高。

从后天的角度，恶性黑色素瘤的发病与日光照射、局部机械刺激和良性痣有关。间歇性的高强度日光照射引起皮肤损伤对恶性黑色素瘤的发病具有最直接的关系。统计数据表明，有10次严重日光照射（伴有疼痛的日光灼伤）人群恶性黑色素瘤的发病率要提高1倍。日光照射中，紫外线是恶性黑色素瘤的罪魁祸首。这里要指出的是长期的日光照射由于黑色素细胞分泌黑色素的保护作用，紫外线对皮肤的损伤将会大大降低，因此，间歇性的高强度日光照射危害更大。

局部机械刺激很好理解，色素痣在局部长期反复刺激下，恶变的概率大大升高。尤其是足底、腰部等经常受到摩擦的部位。对于这些部位的良性痣，有必要提前切除，以绝后患。

另外，身体上黑痣较多的人出现恶性黑色素瘤的概率升高，如果全身有50处或更多黑痣，且所有黑痣的直径大于2 mm的人恶性黑色素瘤的发病风险是较少黑痣者的5 ～ 17倍。

162. 恶性黑色素瘤是如何诊断的

恶性黑色素瘤的诊断与其余的肿瘤略有不同。由于常见恶性肿瘤往往位于深部的器官或组织，因此对于影像学检查的依赖程度非常高，而恶性黑色素瘤大都位于浅表的皮肤，非常容易肉眼发现，因此早期恶性黑色素瘤的诊断对影像学检查的依赖性较少。此外，恶性黑色素瘤并没有特异的血清学肿瘤标志物，也无法通过血液学检查帮助诊断。

在临床上，诊断恶性黑色素瘤主要依赖于患者的客观症状，医生的肉眼观察和病理学检查。

恶性黑色素瘤的客观症状包括局部黑痣的增大、破溃、瘙痒和浸润，其浸润可以表现为向周边连续性的扩张，也可以表现为隔一段正常皮肤后出现卫星灶，还可以表现为向皮肤深部垂直浸润。

医生肉眼观察恶性黑色素瘤的外观后可对色素痣是否恶变做出初步的判断，判断的依据包括大小变化、边界、颜色、是否溃疡、是否有卫星灶等。当然，肉眼的判断并不能够准确地诊断色素痣是否恶变，确诊还是需要依赖于病理。

恶性黑色素瘤的病理学诊断也与其余肿瘤有所不同，例如对于胃癌、肠癌来说，如果胃镜或者肠镜下发现异常往往会先进行病理学活检，明确肿瘤后再根据影像学检查判断有无转移，对没有转移的患者进行根治性的手术治疗。但是对恶性黑色素瘤而言不建议做局部穿刺活检，如果要明确病理，就建议直接做根治性的切除术，一般而言切除的范围至少要超过病灶周围1 cm左右，其原因就在于活检可能会激惹恶性黑色素瘤细胞，导致肿瘤的扩散。除非临床已经考虑有远处转移，才考虑对转移病灶或原发病灶进行活检。

163."高危"痣莫轻视

日常生活中，身上长几颗痣再正常不过了，加之我国恶性黑色素瘤的发病率不高，大家对于这个疾病的认识都不够，所以在临床上经常会碰到由于不知道黑痣可以恶变而延误病情的患者，这里着重强调一下需要引起警惕的"高危"痣。

第一，在容易摩擦部位的痣。例如足底、腰部、腋下等部位的痣。由于日常活动不可避免的摩擦，这些部位的痣经常处于不断损伤和修复过程中，原本正常的黑痣可能会受到刺激，恶变成为恶性黑色素瘤，因此对于容易摩擦部位的黑痣，可以寻求外科医生的帮助进行手术切除以绝后患。

第二，指甲里的痣。在临床上将这一类的痣称为"甲母痣"，可以发生在幼儿，也可以在成人中出现。甲母痣是比较容易恶变的一类黑痣。幼儿时期的甲母痣需要密切观察，一旦出现甲母痣所引起的指甲发黑明显增宽，则需要及时就医。成人新出现的甲母痣，尤其是短期内迅速变化的，更应该警惕恶性黑色素瘤的可能。

第三，短期内出现变化的痣。由于黑痣在人群中太过于普遍，因此人们都对自己身上的痣习以为常。但是，一旦痣出现变化，一定不能掉以轻心。常见的痣发生变化的信号有短期增大、颜色变化、边界不清、周围出现卫星灶等。

第四，巨大痣，主要是指先天性巨痣。

最后要强调的是千万不要用不合理的方法处理痣。例如激光烧灼、化学品腐蚀、绳勒、冷冻、针挑等。这些方法可能会刺激痣恶变。

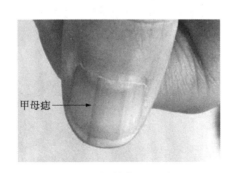

甲母痣——→

·甲母痣·

164. 恶性黑色素瘤排查的一般建议

对于恶性黑色素瘤而言，多数是从痣恶变而来，因此对恶性黑色素瘤的排查首先要了解自己身体痣的情况。

了解痣的情况非常简单，就是通过肉眼观察，必要时用照片留底。需要注意的是一些隐蔽部位的痣的观察。常见的有背部、头发内、会阴部，可以请家人帮忙或借助镜子来观察自己身体痣的情况，一旦发现变化及时就医，必要时活检。

另外可以通过简单的"ABCDE"的方法来初步判断痣是否恶变。A (asymmetry)，不对称；B (border)，边缘不清；C (color)，颜色不均；D (diameter)，直径过大 (警惕直径大于 6 mm 的痣，足底、手掌、指甲和趾甲的黑痣大于 3 mm 也需要警惕)；E (evolution)，不断变化 (大小、形状、颜色、隆起度等发生了变化)。对于有以上特征的黑痣应及时就医。

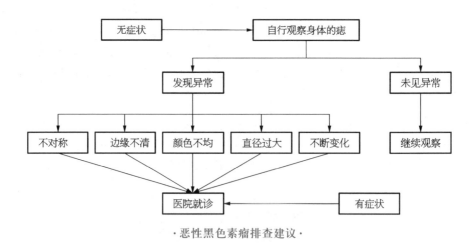

· 恶性黑色素瘤排查建议 ·